五南圖書出版公司 印行

Application and practice of simulation-based medical education

［擬真教學］
之應用與實務

總 校 閱｜馬偕醫院院長 **劉建良** 醫師

主　　編｜馬偕醫院副院長 **葉宏一** 醫師
馬偕醫院醫學教育部主任 **吳懿哲** 醫師
馬偕醫院麻醉科主治醫師 **徐永偉** 醫師

作　　者｜沈靜宜/林慶忠/侯嘉殷/徐永偉/陳昭賢
黃增裕/趙川磊/劉彥佑/蔡維德/劉家源
（依姓名筆畫排序）

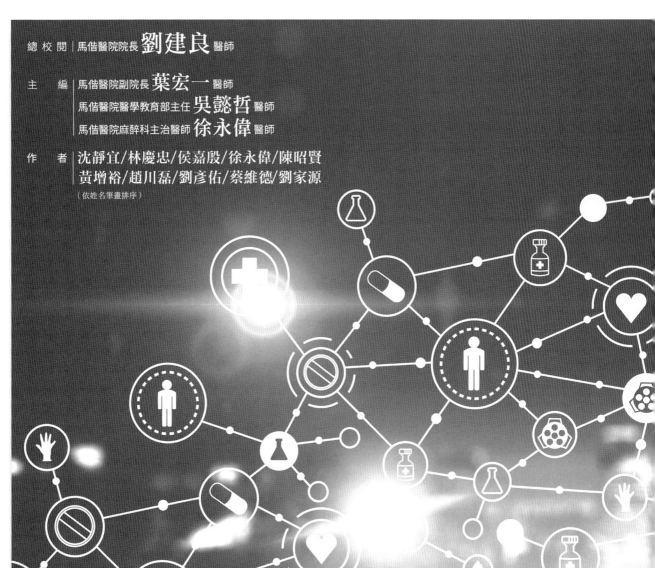

作者簡介 （依姓名筆畫排序）

1 沈靜宜 醫師

馬偕醫院急診醫學部主治醫師
馬偕醫學院兼任臨床講師
美國心臟學會（AHA）高級心臟救命術指導員

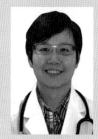

2 林慶忠 醫師

馬偕醫院胃腸肝膽內科資深主治醫師
馬偕醫院臨床技能中心主任
馬偕醫院醫教部副主任
馬偕醫學院專任助理教授

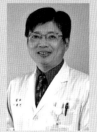

3 侯嘉殷 醫師

馬偕醫院內科部主任
馬偕醫院重症醫學科主任
馬偕醫院門診管理中心主任
馬偕醫院院長室高級專員

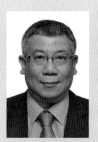

4 徐永偉 醫師

馬偕醫院麻醉科主治醫師
馬偕醫院國際醫療中心主任
馬偕醫院淡水院區開刀房主任

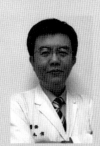

5 陳昭賢 醫師

馬偕醫院胸腔內科主治醫師
馬偕醫院亞急性呼吸照護中心病房主任
馬偕醫學院兼任臨床講師

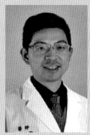

6　黃增裕 醫師

馬偕醫院一般內科及感染科資深主治醫師
馬偕醫學院醫學系兼任臨床助理教授

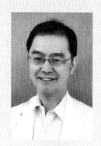

7　趙川磊 醫師

臺東馬偕醫院心臟內科主治醫師
臺東馬偕醫院內科加護病房專責主治醫師

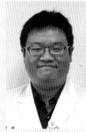

8　劉彥佑 醫師

馬偕醫院淡水院區內科加護病房專責醫師
馬偕醫院重症醫學科主治醫師
馬偕醫學院醫學系兼任臨床講師

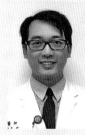

9　劉家源 醫師

馬偕醫學院助理教授兼內科學科主任
馬偕醫院內科部副主任
馬偕醫院胃腸肝膽科資深主治醫師

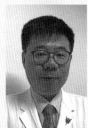

10　蔡維德 醫師

馬偕醫院診醫學部內科主任暨教學負責人
馬偕醫學院醫學系兼任臨床助理教授
美國心臟學會（AHA）亞洲區主任導師
（Regional Faculty）
急診醫學會(AHA)國際培訓中心總監

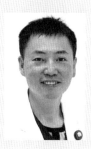

出版序

近年來醫學教育在世界各地都發生了重大變化，改變的原因之一是病人安全的議題，愈來愈受到重視。美國醫學研究所（IOM）於1999年發布的一篇具有里程碑意義的報告指出「孰能無過」"To Err Is Human"，估計在美國每年可預防的醫療錯誤，導致大約3％的醫院患者受到不同程度的傷害，其中導致至少44,000人，可能多達98,000人死亡。這份報告不僅讓美國的社會大眾警覺到醫療錯誤的嚴重性，也讓全球醫療界積極採取各項措施，來減少醫療錯誤的發生。

多年來，航空界一直將模擬器作爲教學工具。模擬器現在也廣泛用於各種高風險專業的教育和培訓，包括軍隊、航空公司、核電廠、醫學界等。最近幾年，將臨床技能培訓納入醫學課程，已經看到顯著的增長。許多的醫學院或醫院，都有課程改革的例子，包括臨床技能培訓、模擬器的使用，以及設立臨床技能中心等。

醫學模擬的定義是人工創造出的一個臨床特定情境，透過這個情境學習，以達到設定的教學目標。其主要目的是培訓醫療專業人員，以減少手術、處方、危機處理和日常照護中的錯誤。學員透過體驗式學習，將課本的知識與新的經驗作連結，建構成爲學員很紮實的臨床能力。

馬偕醫院自從2008年設立臨床技能中心以來，各臨床科積極發展模擬訓練課程，充分利用各項模擬器與標準化病人，讓住院醫師透過體驗式學習，不僅學習到各項操作型臨床技能的正確技術，也學習到危急情境的處理、醫病的溝通技巧等。

近年來一方面社會各界對病人安全議題的重視，危急情境在各醫院導入標準作業流程後，減少了發生的機會，另一方面政府也將於2019年9月將住院醫師納入勞基法，因爲有工時的限制，導致住院醫師臨床學習的時間受到壓縮，住院醫師學習到這個危急情境處理的機會，也就相對變少，在這樣的大環境下，更加凸顯透過模擬情境學習的重要性。

　　馬偕醫院的三個急重症科部，包括麻醉、急診、重症醫學，過去幾年非常積極推動擬眞教學，也建構了許多完整的擬眞教案，這本書的目的是要分享我們的擬眞訓練模式與教案，同時也分享我們執行的概況與成效，這些寶貴的經驗，我相信可以提供國內醫學教育最好的教材。

馬偕醫院院長　劉建良

馬偕醫院擬眞訓練的發展概況

今日的醫療環境日益重視病人安全與醫療品質，病人也愈來愈關注自己是否成爲學生練習的對象，這些臨床環境的變化，讓擬眞醫學教育的發展剛好順勢推舟，藉由醫學會的推廣，各醫院也都投入資源，設立臨床技能中心。同時科技的進步，也讓模擬工具更逼眞更加方便使用，

有感於教育訓練的需要，馬偕紀念醫院於2008年設立臨床技能中心於淡水院區，開啓了馬偕醫院擬眞醫學教育的時代。擬眞教學這種教學方法，不僅提供了體驗學習的機會，提高學習興趣與積極性，同時也提供了學員學習團隊技能的機會，這樣的訓練正好回應了社會大眾對於病人安全與醫療品質的重視。

馬偕的臨床技能中心是不斷創新的團隊，時常導入創新的元素在擬眞訓練中，不論是初期的操作模型，搭配標準化病人的演出，讓學員在操作技能時，亦能學習與病患溝通，安撫病患，達到 Hybrid Simulation的效果，這種強調知識、技能、態度，三合一的臨床技能訓練模式，頗受各界好評。

近年來，團隊合作TRM 訓練課程，臨床技能中心使用擬眞假人，在各個病房或是檢查室，進行危急情境的原地模擬演練(in-situ simulation)，讓受訓學員透過情境體驗，能更深刻了解TRM的意義，並且能夠應用於臨床照護中。

擬眞教學需要投入硬體設備，更重要的是有教師願意投入這種新的教學模式，本院急診醫學部每個月的住院醫師教學日課程，導入擬眞教學課程，同時培訓資深住院醫師擔任助教，實踐了 "See One, Do One, Teach One" 教學法。此

外，本院的重症醫學部更使用擬真教學模式，發展出初階與進階的加護病房的訓練課程，課程使用翻轉教室的概念，強調事先預習，課程當中重視實作與回饋討論，學員與老師都肯定此種新的教學法。

　　回顧馬偕醫院擬真訓練的發展，我們雖然沒有購置昂貴的模擬器，但是藉由一群熱心的教師以及臨床技能中心同仁的努力，不斷開發創新的課程與實用的訓練，這幾年可以說是成績斐然，這本書記錄了馬偕醫院擬真訓練的發展，我很高興能向所有讀者推薦這本書。

馬偕醫院副院長　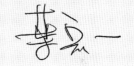

目 錄 | Contents

出版序／劉建良院長　IV

推薦序／葉宏一副院長　VI

PART 1 ➡ 麻醉醫學擬真訓練的應用與實務　　　**1**

Chapter 1　建構麻醉醫學擬真訓練的架構／徐永偉醫師　　3

Chapter 2　建構麻醉醫學擬真評量系統／徐永偉醫師　　17

PART 2 ➡ 急診醫學擬真訓練的應用與實務　　　**31**

引　言　急診醫學教育的擬真訓練／蔡維德醫師　　33

Chapter 3　呼吸困難／沈靜宜醫師　　39

Chapter 4　意識不清／蔡維德醫師　　53

Chapter 5　休克／蔡維德醫師　　65

PART 3 ➡ 內科部重症醫學擬真教案撰寫及執行
概況與成效   **77**

引 言   內科部重症醫學模擬訓練課程之源起
         /侯嘉殷醫師、劉家源醫師   79

Chapter 6   ICU 急救過程之團隊合作 SOP 與模擬操作
         /劉彥佑醫師   95

Chapter 7   肺動脈導管之置入及數據判讀/趙川磊醫師   115

Chapter 8   呼吸衰竭、困難插管、呼吸器使用與脫離
         /陳昭賢醫師   133

Chapter 9   敗血症照護/黃增裕醫師   159

Chapter 10   ICU 醫療爭議與醫病溝通/林慶忠醫師   177

Chapter 11   重症醫學模擬訓練工作坊執行概況與成效分析
         /劉彥佑醫師   199

PART 1

麻醉醫學擬真訓練的
應用與實務

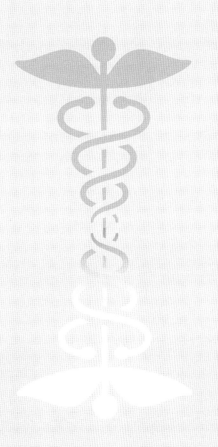

Chapter 1

建構麻醉醫學擬真訓練的架構

馬偕醫院麻醉科主治醫師：徐永偉醫師

前言

　　手術麻醉過程中的危急症，需要麻醉醫師立即做出正確的反應，才能確保病人安全，然而這些攸關生命的危急症，無法保證在4年的專科訓練過程中，學員都能親身經歷體驗學習。利用擬真訓練的方式，剛好可以補足這些危急症的學習，擬真訓練的最大優點是，學員不必擔心會傷害真正的病人，對病人安全與權益而言是一大保障。並且學員在安全擬真的環境下，不僅能練習臨床技術，也能學習非技術性的能力（non-technical skills，例如收集資訊、判斷情況、溝通與團隊合作、做決策等）。

1-1　麻醉醫學擬真訓練的歷史與發展

　　麻醉醫學擬真的發展動機，可以說是來自麻醉醫師與麻醉護理師工作環境，與航空業工作環境之間有相似之處，航空業使用擬真器進行技能培訓和維護方面有著悠久的歷史，特別是在危機管理方面。第一具飛機擬真器於1929年製造，目前的飛行擬真器設計非常逼真，飛

行員可以通過飛行擬真器進行訓練和認證，這些擬真器讓機師重複練習緊急情況下的正確應變步驟，以便在緊急情況發生時，機師能有最正確的決策與表現。

第一個麻醉擬真器SIM one 是由University of Southern California 的Denson和Abrahamson在1966年發明，最初功能是作爲學習插管以及誘導麻醉的輔助練習用。它由一個人體模型組成，包括一個可插管的氣道和上半身身軀及手臂。SIM one擬真器在當時可以說是採用了尖端技術，但成本極大也限制了它實際的應用，並且阻礙了SIM one進一步的開發。

電腦麻醉擬真器一直到20世紀80年代中期才重新出現，一開始僅是電腦螢幕版本的擬真情境，如SLEEPER和BODY擬真器，這種電腦擬真器可以在螢幕上顯示患者的臨床數據，同時具有和麻醉工作環境中類似的監視器控制面板。它們價格低廉使用靈活，同時又有複雜的藥理學和生理學計算能力，以擬真對藥物或輸注液體的適當生理藥理反應，因此可以測試麻醉醫師對於處理病患突發狀況的能力。

1988年，史丹佛大學的Gaba和DeAnda領導的團隊，開發了一個名爲綜合麻醉擬真環境（Comprehensive Anesthesia Simulation Environment, CASE）的全人擬真器，專門用於訓練麻醉醫師在重大事件中的決策過程。在同時期，航空界已經開發了一種，稱爲機組資源管理（Crew Resource Management, CRM）的訓練模式，以幫助飛行員與組員，理解和處理緊急情況中涉及的人爲因素，以及團隊的運作。Dr. Gaba 從CRM模型中獲得了靈感，隨後對CASE進行了改進，用於開發麻醉危機資源管理（Anesthesia Crisis Resource Management, ACRM）課程。大約在同一時間，佛羅里達大學Dr. Good領導的另一個團隊，開發出了Gainesville麻醉擬真器（Gainesville Anesthesia

Simulator, GAS），後來GAS成爲醫學教育技術公司（Medical Education Technologies, Inc. METI）生產高擬眞擬眞器的原型。

目前高擬眞擬眞人的使用，已經遠超出其在麻醉危機資源管理（ACRM）教學中的特定用途，進展到麻醉培訓和評估的更廣泛使用。此外，其他各項麻醉技術訓練的擬眞器，如氣管插管模型、中心靜脈導管擬眞器、經食道超音波（TEE）等，均廣泛應用於麻醉醫師的培訓。[1]

1-2 建構麻醉醫學擬眞訓練

一、麻醉擬真訓練如何進行

1. 麻醉科專科訓練計畫執行架構

麻醉科專科訓練計畫是由「衛生福利部專科訓練計畫認定會（Resident Review Committee, RRC）」認可後執行，依據臺灣麻醉醫學會制定且經 RRC認可之容額分配方式，核給各訓練醫院收訓名額，各訓練醫院需提供各項資源以達到完整的訓練目標。

在教學資源、核心訓練課程方面，無論是在麻醉基本技能訓練課程（如呼吸道維持、氣管插管執行、中央靜脈導管的置入、脊髓及硬脊膜外腔麻醉），與麻醉進階課程（如超音波導引神經阻斷術、經食道超音波、麻醉危機資源管理）等，均強調擬眞教學的重要。

2. 規劃麻醉擬眞臨床技能訓練的重點與考量

有關規劃擬眞訓練，Issenberg與Scalese提出以下幾個重點與考量，供教師在規劃課程時參考[2]。

⑴回饋（Feedback）：擬眞訓練若只有練習沒有回饋，將無法改善學生表現。回饋可以是內建於擬眞人，亦即擬眞人會對學生的行爲

產生反應（例如對心跳停止的擬真人進行電擊，連結的心臟監視器會有反應），或是由老師當場給與回饋意見、在練習後與學生一起觀看錄影進行檢討，或是給與書面回饋意見。

(2)重複練習（Repetitive practice）：有明確目標地重複練習，可以讓讓學生發現與改正錯誤、精進技術、建立自信。

(3)與課程整合（Curriculum integration）：擬真訓練必須與課程內容相配合，而不是獨立的課外活動，否則學生可能沒空或沒興趣參加。擬真訓練也必須與臨床現場互相配合，以免發生「我們在真實世界不是這樣做的」的情況。

(4)不同的訓練層級（Range of training levels）：擬真訓練要有不同難度的層級，每一個層級有明確客觀的標準，學生必須從初級開始漸進到複雜的高級。

(5)多元學習策略（Multiple learning strategies）：醫院應配合欲達成的教育目標、可運用的資源以及該機構的教育文化，來決定要採用的學習策略，例如是要大班教學、小組教學還是學生自主學習。

(6)臨床多樣性（Clinical variation）：增加擬真病人多樣性，可以讓學生有機會接觸不同的病人與臨床情況，尤其是罕見但可能致命的病情。

(7)受控制的環境（Controlled environment）：擬真訓練的最大特色是學生處在一個安全受控制的環境中，他可以犯錯、發現錯誤並修正錯誤，而不會對病人造成傷害，老師也可以將重點放在學生身上，而非病人身上。

(8)個人化的學習（Individualized learning）：學生是主動的參與者，而非被動的旁觀者。且擬真訓練可以依據學生個人的特殊學習需

求加以調整。

⑼明確的學習目標或標準（Defined outcomes or benchmarks）：擬真訓練有客觀明確且符合他們程度的目標。

⑽擬真的真實性（Simulation validity）：擬真情境越真實，越能讓學生有臨場感。但擬真要精確到什麼程度，則視要達到的學習目標而定，並不是所有技術都一定要用最先進的擬真教具才能學會。

3. 擬真訓練之指導教師

指導教師在擬真訓練時會讓學生獨力照顧病人，很少會介入引導或教導學生臨床知識。他們的主要工作是學習的促進者（Facilitator），演練前解說臨床場景避免學生把焦點放在錯誤的地方。在有些情況教師「參與演出」時，可能是扮演主治醫師要住院醫師（學員）報告病人情況，或扮演護士、藥師、呼吸治療師或其他醫療人員，要住院醫師下指示。在練習結束後，指導教師會用debriefing的模式跟學生討論這個個案的照護，並且回答學員的問題，對於情境中的學習目標提供教學與回饋，並且視情況討論重要的人文議題。

雖然指導教師在學生做錯時原則上不應介入，但應避免讓擬真人「死掉」，除非課程的目的是要探討死亡與臨終，劇本確實會讓擬真人過世。因為對學員而言，即使是擬真情境，病人在自己的照顧下死亡，也會造成心靈上的創傷，並且讓debriefing討論會的焦點變成死亡，而沒辦法討論原定的教學目的。為了避免擬真人「死掉」，又要避免學生有錯誤的安全感（false security），以為不管怎麼做病人都不會死，而做出錯誤的行為，教師必須很有技巧地介入。當學生因為做或沒做什麼而造成重大疏失，導致擬真人極度不適時，教師就要適時介入，避免讓擬真人死亡。（參考資料3）

二、麻醉擬真訓練的設備

1. 操作型技術模型（Task Trainer）：主要是提供學員練習單項臨床
   技能，有些是簡單的技能（如圖：氣管插管），有些則是較進階
   的技能（如圖：經食道超音波），目的是讓學員在真正的病人身
   上操作臨床技能前，能熟悉操作的步驟與技巧。

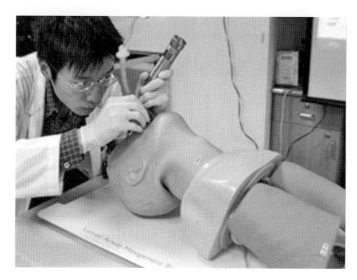

▲ 氣管插管

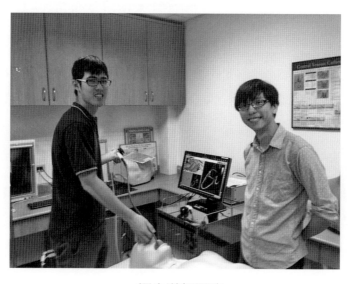

▲ 經食道超音波

2. 擬真假人：擬真假人可以設定各種生理參數，依照情境設計在不同的時間點，監視器可以呈現當下的生理參數，受訓學員則依此作決策。現場指導教師依照學員的用藥或處置，同步調整生理參數，因而學員可以立即得到處置正確與否的回饋。擬真假人依照功能複雜度，分為中階與高階擬真假人，高階擬真假人更接近真實病人，會眨眼流淚、會有瞳孔變化、有給藥後的自動生理變化等，然而擬真訓練的成功與否，擬真假人的擬真度並不是絕對的因素，主要是跟教案設計有關，中階的擬真假人搭配高擬真度的教案，也是可以讓學員有豐富的收穫。（如圖：高擬真假人）

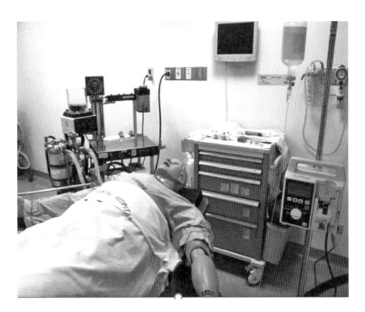

▲ 高擬真假人

三、麻醉團隊擬真訓練

1. 團隊合作不良是醫療錯誤的主要原因，目前臺灣醫療界主要是以團隊資源管理Team Resource Management（TRM）為基礎做團隊

訓練，此類訓練模式通常分成兩種型態，以情境擬真為基礎及以課堂教學為基礎。麻醉科的團隊訓練無論是以Dr. Gaba所發展的ACRM或是使用TeamSTEEPS為教材的TRM團隊訓練，都是強調希望藉由醫療團隊成員之間的協調合作，提升團隊的表現，並進而預防醫療錯誤。因為病人在手術中的突發狀況，確實需要手術與麻醉團隊充分溝通合作，才能減少錯誤，增進病人的安全。

2. 麻醉危機資源管理（Anesthesia Crisis Resource Management, ACRM）：1992年史丹佛大學的Dr. David Gaba所開發的訓練模式。

ACRM 的要點如下

Points Regarding Decision Making and Cognition	Points Regarding Teamwork and Resource Management
Know the environment	Exercise leadership and followership
Anticipate and plan	Call for help early
Use all available information and cross check	Communicate effectively
Prevent or manage fixation errors	Distribute the workload
Use cognitive aids	Mobilize all available resources for optimum management

* （參考 SIMULATION & GAMING, Vol. 32 No. 2, June 2001 175-193）

3. TeamSTEEPS（Team Strategies and Tools to Enhance Performance and Patient Safety）：這個團隊訓練教材是由美國保健政策研究院（Agency for Healthcare Research and Quality, AHRQ）以及美國國防部（Department of Defense's Patient Safety Program）所開發出來，強調團隊的4項核心能力領導、守望、相助、溝通（如下圖）。

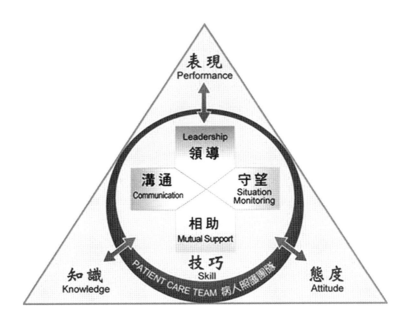

4. 原地麻醉團隊擬真訓練（In-situ Anesthesia Teamwork Simulation）：
   麻醉的病人全程照護，時常被比擬為航空公司的飛航團隊任務，
   醫療照護與航空界一樣，許多的證據顯示，團隊合作不充分，以
   及溝通不足，是可預防的醫療錯誤中最常見原因之一。當航空
   界致力於提升團隊效能後，證據顯示航空界的事故大幅降低，
   麻醉團隊如果能進行團隊訓練，相信亦能提升團隊效能與照護
   品質。麻醉的團隊訓練可以使用原地麻醉團隊擬真訓練（In-situ
   Anesthesia Teamwork Simulation）的方式進行，麻醉團隊在聽過
   Teamwork的課程後，在真實的開刀房環境中演練Teamwork團隊
   技巧，可以提升學員對團隊技能認知與實踐。

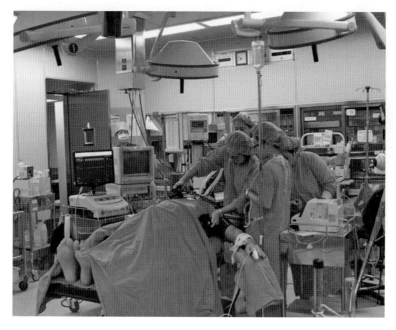

▲ 麻醉團隊擬真訓練（In-situ Anesthesia Teamwork Simulation）

四、麻醉擬真訓練案例（以過敏休克為例）

教案主題：Anaphylaxis shock

1. 教案名稱	Anaphylaxis shock	
	初版日期／修訂日期	作者：徐永偉
2. 目標學員	麻醉科住院醫師	
3. 學習目標（2～3項）	(1) 辨認過敏反應初期之症狀及徵兆 (symptoms and signs) (2) 過敏性休克的正確治療原則	
4. 學員的準備	演練前所需知識及技能 (1) Knowledge of signs and symptoms of drug allergy (2) Able to perform CPR (3) Knowledge of medications and dosages used in anaphylaxis (4) Understand pathophysiology of anaphylaxis	

5. 編寫劇情	＊優先考慮使用臨床實際案例 (1)Case description/Patient history: 　● A 46-year old female, 60 kg, ASA physical status I. Laparoscopic Cholecystectomy is scheduled for gall stone 　● General anesthesia with endotracheal intubation will be performed 　● Prophylactic antibiotic will be administered 　● Anaphylactic reaction will develop due to antibiotic (2)Medications and Allergies: 　Allergies: Ketorolac 　No routine meds
6. 設置擬真用物	(1) 病患特徵（Patient characteristics）： 　前胸出現紅疹 cutaneous flush，兩側呼吸音 wheezing (2) 擬真場景（Environment/setting/location）： 　OR (3) 擬真設備（Equipment, supplies）： 　IV line with bag, Cefazolin drip, 急救車 , O₂ mask 　solumedrol or solu-cortef, antihistamine(vena), Epinephrine, 　全新的一套 IV 輸液 (4) 給學員的提示：心電圖、X-rays、檢查報告等

【CBC】			
Hb	11.7	g/dL	13.0 － 18.0
WBC	8.7	10^3/uL	4.00 － 10.00
Platelet	319	10^3/uL	140 － 450
【SERUM/Plasma】			
Glucose(AC)	125	mg/dL	70 － 120
AST(GOT)	22	IU/L	15 － 41
UN	17	mg/dL	8 － 20
Creatinine	0.8	mg/dL	0.4 － 1.2
GFR			
K	3.4	mEq/L	3.5 － 5.1
Na	134	mEq/L	136 － 144

7. 劇情的演出人員	簡述演員的角色 (1) 麻醉護理師：依照醫囑抽藥給藥 (2) 開刀房護理師：給預防性抗生素 (3) 麻醉住院醫師：學員

	劇情中事件	期待學員的正確反應
8. 劇情中事件與期待學員的正確反應	(1) 接受抗生素點滴注射之病患呈現初期過敏反應 (2) 過敏休克病患呈現低血壓的處置（HR to 120 beats/min, SBP to 50–60 mmHg. refractory to treatment with ephedrine）	(1) 停止注射抗生素，並且更新管路，要求密集監視 vital signs (2) 給予 Epinephrine 50~100ugIV 注射，給予 IV challenge, Steroid, Antihistamine
9. 編輯電腦腳本 (Script)	依據高擬真假人的設計而定 □生理改變模式（model-driven） ■操作者動態調整模式（on the fly） □混合型調整模式（model-driven + on the fly）	
10. 教師指引	草擬教學重點（Teaching points）／常犯錯誤（Common pitfalls） 教學重點： (1) 辨認過敏反應與移除過敏原 (2) 過敏性休克的急救藥物 (3) 團隊技巧 常犯錯誤 (1) 未執行身體檢查確認 (2) 未停止注射抗生素或點滴管路沒有更新 (3) 注射 Epinephrine 的劑量與路徑錯誤	
11. 回饋 (Debriefing)	做好回饋計畫 (1) 覺得做得如何？哪裡好？哪裡要改進？ (2) 過敏性反應初期的症狀？ (3) 治療過敏性休克重要的原則是？	
12. 參考資料	Evaluation of Anesthesia Residents Using Mannequin-based. *Simulation Anesthesiology 2002; 97*: 1434–44	

參考資料

1. Wong AK. Full scale computer simulators in anesthesia training and evaluation. *Can J Anesth 2004; 51* (5): 455-464).

2. Issenberg B, Scalese RJ. Best evidence on high-fidelity simulation: what clinical teachers need to know. *The Clinical Teacher. 2007; 4*(2): 73-77.

3. 病人擬眞器於基礎醫學的教學應用。醫e刊第七期。

Chapter 2

建構麻醉醫學擬真評量系統

馬偕醫院麻醉科主治醫師：徐永偉醫師

前言

　　過去的二十年中，麻醉擬真教學在麻醉界逐漸被廣泛使用，雖然擬真主要用於教學訓練，讓學員了解應付各種臨床危急情況的正確處置。但是同時，使用擬真情境作為麻醉住院醫師評量工具的趨勢，已經越來越明顯，尤其是在完成四年的麻醉住院醫師訓練後，除了評估學員的麻醉知識，還需要針對學員其他重要的能力，如危機決策處理能力，團隊領導溝通能力等進行評估，擬真測驗因此成為各國麻醉專科醫學逐漸推展的評估方法。

2-1　麻醉擬真評量的目標

一、臨床能力評估與米勒金字塔（Miller's pyramid）

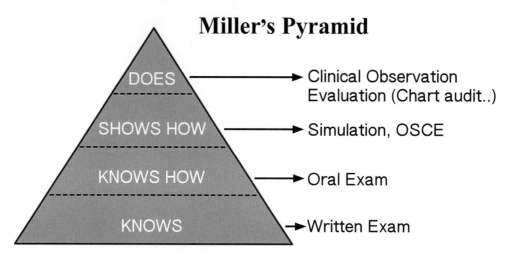

Miller's Pyramid

DOES → Clinical Observation Evaluation (Chart audit..)

SHOWS HOW → Simulation, OSCE

KNOWS HOW → Oral Exam

KNOWS → Written Exam

• Miller GE. The assessment of clinical skils/competence/perfomance. Academic Medicine 1990:85:S83-7.

二、能力導向的醫學教育

　　現今的醫學教育除了重視課程的設計外，也非常重視學員的評估，形成式評估（formative assessment） 的目的是藉以幫助學員日後的學習（assessment for learning），另一方面總結式的評估（summative assessment） 則可以了解學員是否具備應有的臨床能力。很多的證據顯示在評估學習成效方面，傳統的筆試是不夠的，現今的醫學教育強調能力導向的教學模式（Competence-Based Medical Education, CBME），CBME是近年來醫學教育改革趨勢，CBME根據受訓者所需核心能力設計課程或學程，並強調訓練後的結果，而非單注重過程面評估，如此可達成以學員為中心的教學與評估，一位符合社會期待的合格醫療專

業人員，在知識、技能與態度上都必須達到一定的水準。然而筆試只能測量學員在知識面向的程度，在技能與態度上的評估，就必須使用擬真情境的測試，例如客觀結構式臨床技能測驗（OSCE），或是擬真測驗（simulation-based examination），或是使用工作場域的評估（work based assessment），例如：DOPS、360度評量。

2-2　麻醉專科醫學會擬真情境考試的發展

1. 擬真測驗的發展已經廣泛使用於世界各國，部分國家的專科醫學會也已經將擬真考試納入專科醫師考試的一部分，或是維持專科證書必須通過的課程。以色列於2003年開始將擬真情境考試應用於麻醉專科醫師考試，參與考試的考生普遍認為這種考試比傳統口試更公平，同時亦可藉由分析考生的表現，作為改善個別訓練醫院訓練課程的參考。

2. 臺灣麻醉醫學會亦於2011年開始於麻醉專科醫師考試時，試辦擬真情境考試，並於2012年成立擬真醫學委員會負責推動擬真情境考試工作，歷經五年的試辦之後，2015年6月臺灣麻醉醫學會組成擬真考試工作小組，制定擬真考試辦法與擬真考官訓練與認證辦法，同時辦理考官訓練，2016年正式實施擬真情境考試，考生必須先通過擬真情境考試，才具備參加筆試與口試的資格。

3. 擬定評量的主題
   臺灣麻醉醫學會參考美國以及以色列麻醉醫學會擬真考試的主題（如下表），經由擬真考試工作小組採用德爾菲法（Delphi method）進行2輪投票，選出5個考試的主題（如下表有＊號），作為出題的藍圖。

Trauma management	* Resuscitation
* Crisis management in the OR	Regional anesthesia
Mechanical ventilation	* Hemodynamic instability
* Hypoxemia from any cause, including difficult airway	* Teamwork and communication

2-3 考官的訓練

1. 擬真考官訓練與認證辦法：為執行麻醉專科醫師考試之擬真情境考試，培育具評分資格之考官，因此麻醉醫學會明定考官需為具有臨床教學經驗之麻醉主治醫師，同時必須參加訓練課程，課程內容包含：

   ⑴擬真情境考試基本課程：至少4小時

   ⑵擬真情境考試評分訓練課程：至少2小時

   ⑶擬真情境考試實際評分：至少3小時

2. 考官訓練課程：（以2016.8.10課程為例）

時間	課程
8：30 － 9：00	報到 & 歡迎
9：00 － 10：00	Introduction of Simulation-based Examination
10：00 － 10：15	Break
10：15 － 11：15	Team Resource Management （TRM）
11：15 － 12：15	Debriefing Techniques
12：15 － -13：30	Lunch
13：30 － 14：30	Scenario Design
14：30 － 15：30	Exercise: Training of Raters （1）

時間	課程
15：30 － 15：45	Break
15：45 － 16：45	Exercise：Training of Raters（2）
16：45 － 17：00	Discussion
17：00	Closing

3. 擬眞情境考試教案。

2-4　擬眞情境考試教案範例

教案：Esophageal Intubation Followed by Anaphylaxis

教案參考資料：Evaluation of Anesthesia Residents Using Mannequin-based Simulation Anesthesiology 2002; 97: 1434–44

修訂記錄

版本	初版			
日期	2016.8.2			
修訂處與原因				

一、告示牌

> ● 你將要進去為一位 **42** 歲女性病人進行全麻醉誘導。
>
> ● 房間裡面有麻醉科 **R1** 住院醫師，麻醉流動護理師，**OR** 流動護理師，外科住院醫師。
>
> ● 麻醉機與麻醉藥物，都已檢查備妥，同意書皆已完成。

二、 考生指引

■背景資料：

- **病患**：張美美，42歲女性病患
- **診斷**：Breast cancer, Left
- **手術**：MRM
- **麻醉**：Endotracheal General Anesthesia

■過去病史：

1. 病患沒有高血壓、糖尿病、心臟病、氣喘肝炎、腎臟疾病等病史。

2. 無手術經驗、無藥物過敏史。

■測驗主軸：Hemodynamic instability

■任務：鑑別Hemodynamic instability的原因，並進行臨床處理

■測驗時間：10分鐘

相關檢查報告

（放置於病歷夾）張美美，42歲女性病患。

血液　常規

項 目 名 稱	結果值	單位	參考值範圍		
【CBC】					
Hb	10.2	g/dL	13.0	—	18.0
WBC	8.5	10^3/uL	4.00	—	10.00
Platelet	350	10^3/uL	140	—	450
Bleeding Time	2'00''				
【SERUM/Plasma】					
Glucose（AC）	98	mg/dL	70	—	120
AST（GOT）	45	IU/L	15	—	41
BUN	15	mg/dL	8	—	20
Creatinine	0.6	mg/dL	0.4	—	1.2
K	3.5	mEq/L	3.5	—	5.1
Na	132	mEq/L	136	—	14
【Coagulation】					
PT					
Patient	12.5	sec.	8.0	—	12.0
Control	11.0	sec.			
INR	1.10		<1.20	—	
APTT					
Patient	29.0	sec.	23.9	—	35.5
Control	30.0	sec.			

EKG: NSR

CXR: No significant finding

三、考官指引

■本題測驗目的：

☐ Crisis management in the OR　　■Hemodynamic instability

☐ Hypoxemia from any cause, including difficult airway

☐ Teamwork and communication

☐ Resuscitation

■評分重點提示

1. 迅速判斷ET tube 誤入食道，進行重插管，且重插管時有預防 aspiration。

2. Recognizing Allergy Reactions：盡速移除過敏原。

3. Treating Allergy Reactions：使用正確藥物（epinephrine），正確劑量（50-100ug IV／每次）。

● 考生常犯錯誤

⑴未執行身體檢查確認

⑵未停止注射抗生素或點滴管路沒有更新

⑶注射Epinephrine 的劑量與路徑錯誤

■測驗場景：手術室。

■擬真人基本資料：張美美，42歲女性病患。

■病情摘要：

考生指引：你將要進去為 42 歲女性病人進行全身麻醉誘導。

房間裡面有麻醉科R1住院醫師、麻醉流動護理師、OR流動護理師、外科住院醫師。

麻醉機與麻醉藥物，都已檢查備妥，同意書皆已完成。

■背景資料：

- **病患**：張美美，42歲女性病患　　**診斷**：Breast cancer, Left
- **手術**：MRM　　**麻醉**：Endotracheal General Anesthesia
- **過去病史**：病患沒有高血壓、糖尿病、心臟病、氣喘肝炎、腎臟疾病等病史。
- **無手術經驗、無藥物過敏史。**
- **測驗主軸**：Hemodynamic instability

■任務：鑑別Hemodynamic instability的原因，並進行臨床處理

■測驗時間：10分鐘

四、評分表

■測驗主軸：Hemodynamic instability　　■測驗時間：10分鐘

■測驗考生：_____　　　　准考證編號：_____

評分項目：	評量考生			
是否做到下列項目	完全做到（2分）	部分做到（1分）	沒有做到（0分）	註解
1. 早期發現氣管內管誤入食道				
2. 重插管時保護呼吸道（Cricoid pressure）				
3. 重插管完成後，有將胃部空氣抽出				
4.BP drop 時，有採取頭低腳高姿勢 （Trendelenburg）				
5. 有調低 inhalation agent 濃度				
6. 有檢查皮膚是否有 skin rash				
7. 有檢查病患呼吸音，聽到 wheezing				
8. 立即停止 IV drip cefazoline				
9. 打上另外一條 IV line（或是把 IV set 換新）				

評分項目：	評量考生			
是否做到下列項目	完全做到（2分）	部分做到（1分）	沒有做到（0分）	註解
10. 有馬上測量BP & HR，並持續注意變化（轉換成每分鐘量）				
11. 有給 Epinephrine				
12. 有給正確劑量的 Epinephrine （10~100ug IV）				
13. 有給第 2 個劑量的 Epinephrine （10~100ug IV）				
14. 沒有一次給大量的 Epinephrine 500ug or 1000ug				
15. 有 IV Fluid Challenge （10-20 ml/kg） 約 500~1000ml				
16. 有給抗組織胺（Venan） 1-2 mg/kg				
17. 有給類固醇：hydrocortisone 200mg, 或 methylprednisolone （Solu-Medrol 1-2mg/kg），或 dexamethasone 20mg				
18. 有給 H2 blocker Ranitidine 50mg				
19. 告知外科醫師病患發生 Anaphylaxis shock，建議暫停手術				

您認為考生整體表現如何

□1 不及格　　□2 及格邊緣　　□3 普通　　□4 良好　　□5 優秀

評分考官：＿＿＿＿＿＿＿＿＿＿

五、劇情的演出人員指引（劇本）

演員的角色

　　1. 麻醉R1：要求醫師讓他負責插管

　　2. 流動麻醉護理師：依照醫囑抽藥給藥，協助麻醉醫師

　　3. OR流動護理師：給預防性抗生素

　　4. 外科住院醫師：在麻醉進行時standby

主要與考生互動之演員：麻醉 R1

■測驗主題：1.迅速判斷ET tube 誤入食道，進行重插管

　　　　　　2.過敏反應的診斷與治療

■麻醉R1演出任務：（你是R1第3個月，在一般外科房間，練習單獨上麻醉）

1. 請與考生進行互動，要求由你負責插管，考生負責induction給藥。

2. 請故意插管入食道，請靜待考生決定如何處理，避免引導考生。

3. 流動護理師在IV bag 加入預防性抗生素cefazoline，約3分鐘後病患開始BP drop, HR 快，肺部有wheezing, airway pressure上升。考生需要Recognizing Allergy Reactions: 盡速移除過敏原。Treating Allergy Reactions：使用正確藥物（epinephrine），正確劑量（10-100ug IV/每次）。

4. 請依照考生指示給藥，避免引導考生。

5. 請於考生尋找身上skin rash 時，依照指引指示考生手臂注射處有紅疹。

■情境地點：GS 手術房
■測驗時間：10分鐘

麻醉 R1 回應考生原則

1. 考生進來之後，可以主動對考生表示：

   A.學長，外科在等我們了，我們趕快麻醉下去，給他們準備。

   B.Induction的藥，請問要抽哪些？muscle relaxant 您要用哪一種？

2. 如果考生問病人的呼吸道評估：

   A.您可以回答：嘴巴張開沒問題，脖子活動也OK，門牙完整。

3. 如果考生問病人NPO狀態：

   A.您可以回答：昨天Midnight開始NPO。

4. 如果考生order要給病人注射任何藥物，請使用準備好的針筒藥劑。

六、設置擬真用物

1. 病患特徵（Patient characteristics）：中階至高階擬真人，擬真人可以表現異常呼吸音，手臂出現紅疹（cutaneous flush），兩側呼吸音（wheezing）

2. 擬真場景（Environment/setting/location）：OR

3. 擬真設備（Equipment, supplies）：IV line with bag、Cefazolin drip、急救車、O_2 mask、solumedrol 或solucortef、antihistamine（vena）、Epinephrine、全新的一套IV輸液

4. 給學員的提示：心電圖、X-rays、檢查報告等

七、劇情中事件與期待學員的正確反應

劇情中事件	期待學員的正確反應
⑴ 氣管內管誤入食道	⑴ 早期發現氣管內管誤入食道
⑵ 接受抗生素點滴注射之病患呈現初期過敏反應	⑵ 停止注射抗生素，並且更新管路，要求密集監視 vital signs
⑶ 過敏休克病患呈現低血壓的處置（HR to 120 beats/min, SBP to 50–60 mmHg. refractory to treatment with ephedrine）	⑶ 給予 Epinephrine 10~100ugIV 注射，給予 IV challenge, Steroid, Antihistamine

八、做好回饋（Debriefing）計畫

1. 覺得表現如何？哪裡好？哪裡要改進？

2. 如何確認氣管內管插管正確？

3. 過敏性反應初期的症狀？

4. 治療過敏性休克重要的原則是？

擬真假人教案劇本：Esophageal Intubation Followed by Anaphylaxis

劇情的起始：張美美，42 歲女性病患　診斷：Breast cancer, Left　手術：MRM
麻醉：Endotracheal General Anesthesia 麻醉機與麻醉藥物，都已檢查備妥，同意書皆已完成。
病患於 OR 手術臺準備接受全身麻醉

步驟	病患狀況	誘發到下一步驟
1. Baseline	病患清醒 BP：117/60　HR：72　SaO_2：100% RR 15	麻醉誘導
2. Induction	病患睡著 BP：100/52　HR：56　SaO_2：100%： RR：mask ventilation　$ETCO_2$：30	插管誤入食道
3. Esophageal Intubation	BP：120/68　HR：76　SaO_2：98% RR：0　$ETCO_2$：0	重新插管
4. Re-intubation	BP：130/76　HR：80　SaO_2：99% RR：16　$ETCO_2$：35	正確插管確認後，抗生素給予 3 分鐘後
5. Allergy starts	BP：80/42　HR：86　SaO_2：94% RR：12　$ETCO_2$：32 Wheezing, airway pressure increase	after allergy starts 1 minute
6. Severe Allergy	BP：60/40　HR：92：SaO_2：91% RR：12　$ETCO_2$：28 Wheezing, airway pressure increase	give Epinephrine 10-100ug
7. Epinephrine 10-100ug	BP：80/42　HR：98　SaO_2：93% RR：12　$ETCO_2$：32	give 2 dose of Epinephrine
8. Epinephrine 10-100ug（2 dose）	BP：104/62　HR：102　SaO_2：98%　RR：12　$ETCO_2$：34	IV challenge 500-1000 ml
9. Recovery	BP：120/70　HR：84　SaO_2：99% RR：12 $ETCO_2$：34	

PART 2

急診醫學擬真訓練的
應用與實務

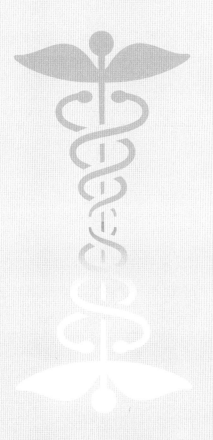

引言

急診醫學教育的擬真訓練

馬偕醫院急診醫學部內科主任暨教學負責人：蔡維德醫師

關鍵字：simulation-based education, emergency medicine resident

臨床技能教學的現況

　　醫學教育的一句經典口頭禪「 觀摩一次，執行一次，指導一次」「See one, do one, teach one」仍是臨床技術訓練中非常重要的做法。經由臨床環境中的病人，學生觀摩老師執行，可強化學習動機跟複習之前所學的知識，學生自己實際執行，能獲得第一手的操作經驗，並可從中獲得直接回饋。學生教學指導他人，學習者可以全方位的自我檢討改進跟強化該技術的能力。但在病人意識自主權利高漲的現今社會，這樣的學習方法面臨病人安全及病人隱私的挑戰，而且無法有效且一致性的評估學員學習成效。

醫學的擬真訓練發展史

　　醫學教育導入擬真訓練，除了提供一個無需損害病人醫療品質的安全學習環境，也讓教育訓練者能夠有客觀的機會了解學員們的學習

狀況。急診醫學教育對擬真訓練其實是不陌生的。醫護團隊熟悉的基本救命術（BLS）課程中，訓練用的急救假人安妮（Resusci Anne）就是在超過半個世紀前，1950年代末期，由瑞典籍娜杜博士帶領的團隊所研發出來的培訓設備。娜杜博士堪稱是近代急救擬真訓練的始祖之一。之後發展的各類的急救相關課程，例如高級成人救命術（ACLS）課程，兒童高級救命術（PALS）課程都沿用了使用人體模型方法，這都和擬真訓練息息相關。這幾年的科技大幅進步，進而發展了非常多樣化的擬真訓練設備，包含軟體及硬體設施，提升了醫學領域教育訓練的再生性，可靠性及正確性。世界各地急診醫學教育人士都積極投入多元擬真訓練研究，並發表非常多的研究結果，證實擬真情境模擬在臨床應用上，都有不錯的成效。

擬真訓練在急診教育的角色

大量的急診醫學擬真訓練正面研究結果，促成美國畢業後醫學教育評鑑委員會（The Accreditation Council for Graduate Medical Education, ACGME）在2009年納入擬真訓練為急診醫學教育的評估工具，同時美國的住院醫師計畫認定委員會（Residency Review Committee, RRC）承認擬真訓練為急診重症病人的臨床能力評估工具。臺灣本國急診教育專家團隊和學術機構，並沒有在這項教育發展上缺席，2015年，台灣急診醫學會認定擬真模擬訓練為急診專科訓練標準之一，強化急診住院醫師訓練的品質和臨床技術能力。

越來越多先進的擬真技術可以協助急診醫學的訓練，其方法包括使用標準病人（Standardized patients）、部分工作任務模擬設備（Partial task trainers）、高擬真假人模擬（High fidelity mannequins）、虛擬病

人或電腦螢幕情境模擬（Virtual patient or computer-screen simulations）、系統性情境模擬（System-based simulations）和綜合模式模擬（Hybrid simulations）。這些方法都有它的特色，例如標準病人著重在身體診察、評估問診，特別是專業跟溝通能力的養成。部分工作任務模擬設備通常是用在技術型單一工作任務的培訓及評估。例如中央靜脈導管、高級呼吸道氣管內管的放置。除了技術本身培訓，並著重在完成工作任務的完整性訓練。高擬真假人模擬方法則是透過高擬真假人，提供逼真的臨床情境做綜合性的臨床處置反應訓練。 虛擬病人或電腦螢幕情境模擬是另一種工作任務的培訓方法，可以是單一技術性的訓練，例如超音波影像、電腦斷層的判讀能力，或是透過虛擬病人情境，做疾病流程處置訓練。系統性情境模擬通常是應用在較大型的活動訓練，像是災難應變等。綜合模式模擬方法，是最有彈性的教學模式，例如使用標準病人加上高擬真模擬假人，可以培訓更複雜、多面向的臨床情境應變能力。

美國畢業後醫學教育評鑑委員會在2001年，將住院醫師訓練計畫評估的重心從訓練過程轉移到訓練結果，2004年美國的住院醫師計畫認定委員會把有涵蓋六大核心能力的「急診醫學臨床職業模式」簡稱急診醫學模式整合到急診訓練計畫裡。台灣急診醫學會也在2012年導入急診醫學模式。並在2013年，成立了工作小組調整發展適合我們臺灣需求的臺灣急診醫學臨床實驗模式。透過使用不同的擬真訓練方法，用來培訓和評估急診醫學的六大核心能力。

擬真訓練在急診教育的規劃與執行

在一開始的擬真課程規劃部分，有幾個面向我們需要思考，第一

是尋找目前急診訓練的難處或是學習需求。例如因為病人數量不多，有特定的技術需要加強培訓，或是醫療風險高的個案情境，醫護人員需要先有適當的培訓，提升信心跟能力。第二是確認學員對象，同樣一件任務工作，不同背景或職級的醫護人員，會有不同的學習需求和責任。第三，明確的教學目標，教學目標建議不要太過空泛或太廣，越明確的教學目標，學員越容易成功學習跟進行評估。第四，課程內容的編寫，應該跟第三點教學目標做直接的連結呼應。第五，擬真訓練方法規劃。規劃教材內容的執行跟擬真方法是息息相關，需要考量單位跟機構所能提供的環境空間，人力跟設備資源，不可好高騖遠，選擇一個擬真訓練方法卻無法執行教材內容，或是人力與資源的消耗跟學習成果沒有合理的經濟效益比率，都是規劃經驗值低的急診教育者可能犯的錯誤。在規劃模擬訓練方法時，並不需要拘泥單一模式，因地制宜發展出自己機構或部門的一套模擬訓練方法，類似混搭模擬，是可以考慮的。擬真訓練方法是工具，好的跟不好的工具都會影響到擬真訓練的結果，培訓的結果才是整個擬真訓練教學計畫的重點，因此在擬真訓練方法的規劃，真的需要花費一番心思。切記，擬真訓練方法有辦法在機構或部門落實執行才是好的方法。最後一點，設計評估和反饋模式，了解擬真訓練的結果成效。

馬偕急診醫學部教學團隊建制了一套急診擬真訓練課程，整合到住院醫師訓練計畫，情境以急重症個案為架構，其教學目標是要透過擬真急重症臨床情境，訓練我們的急診住院醫師能夠在進入急診的重症急救區工作前，有適當的急重症應變處理能力。此項課程訓練計畫成效已經在今年在臺灣醫學教育學會醫誌發表[1]，裡面分享了課程規劃與執行的過程，和訓練後的評估結果跟心得。擬真模擬訓練在急診教育的角色會越來越吃重，所有的急診教育者都應加強規劃和操作執行這方面的能力。

參考資料

1. A Preliminary Study of Simulation in Emergency Medicine Training in A Taiwanese Teaching Hospital. Ching-Yi Shen; Ching-Chung Lin; Yen-Yu Liu; Chih-Chun Huang; Hsin-Tang Chen; Hsiu-Wu Yang; Po-Hua Su; Tsung-Han Yu; Yu-Jung Cheng; Weide Tsai. 醫學教育；22卷1期（2018 / 03 / 01），p.1-8

Chapter **3**

呼吸困難

馬偕醫院急診醫學部：沈靜宜醫師

3-1 教學目標

每站的教學目標和住院醫師的學習目標都應該明確清楚，也是成功的教學活動之重要因素其一，呼吸困難病人擬真訓練課程涵蓋下列臺灣急診醫學里程碑計畫內的數個核心能力項目：

- 呼吸困難的緊急穩定處置（病人照護 PC1）

- 焦點式病史詢問及身體診察（病人照護 PC2）

- 診斷性檢查及檢驗（病人照護 PC3）

- 呼吸困難原因的診斷（病人照護 PC4）

- 造成呼吸困難之疾病的藥物治療（病人照護 PC5）

- 呼吸困難的觀察與再度評估（病人照護 PC6）

- 操作型技能一般原則（病人照護 PC9）

- 呼吸困難病人的急診超音波評估（病人照護 PC12）

- 團隊管理（人際溝通技巧 ICS2）

針對不同層級的住院醫師，設定不同與明確的學習目標。

一、初級住院醫師應該能夠完成

呼吸困難病人的
1. 基本救命術 BLS
2. 焦點式病史詢問及身體診察，包含初次、二次評估及初步鑑別診斷
3. 執行安排床邊適當的檢查及檢驗
4. 基本呼吸道評估及輔助呼吸道使用

二、中級住院醫師應該能夠完成

1. 呼吸困難的機轉判定及針對機轉進行處置
2. 熟悉建立高級呼吸道流程
3. 插管後照顧
4. 熟吸困難插管應變
5. 熟悉呼吸困難病人的急診超音波 BLUE Protocol 評估

3-2　簡介

　　呼吸困難（Dyspnea）是急診患者常見的主訴，而呼吸困難通常還伴隨其他相關的症狀，包括咳嗽、胸部不適及心悸等。在65歲以上的男性和女性中，呼吸困難和其相關問題更是急診就診的主要原因。呼吸困難是病人的主觀描述呼吸不適的感覺，呼吸困難是一個症狀而不是疾病本身，而主訴呼吸困難會因為根本疾病的不同而呈現不同強度的臨床表現。在臨床上除了會用主觀描述的呼吸困難，還有其他類似的描述，包括呼吸短促（Shortness of breath），喘不過氣（Breathlessness）或吸不到空氣（Not getting enough air）。

　　在診斷及處理急性呼吸困難是相當有挑戰的課題。急診醫師必須要有廣泛的臨床思路，並考慮潛在可能忽略緊急或危急的根本疾病，

進而針對其病因加以治療。穩定病人的呼吸，呼吸道及循環仍是處理急性呼吸困難病人的最優先步驟，一旦穩定病人之後，就可以進行下一步處理。本培訓課程，是訓練急診住院醫師們，具備應有的基本初步評估及穩定病人情況的能力，經由詳盡精確的病史詢問及身體診察，之後進一步的尋找急性呼吸困難的原因與安排後續治療，同時學習緊急呼吸道處置和插管相關問題。

3-3　呼吸困難的病生理與急診初步處理

呼吸困難是由多種的病生理機轉之間的交互作用，所呈現的一種複雜臨床症狀。呼吸動作藉由多種的輸入接受器產生生理感覺訊息，這些訊息再進而傳到大腦中樞的皮質及皮質下區域做進一步整合。呼吸困難症狀的生理機轉是由以下三要素控制(1)呼吸驅動力量，(2)控制呼吸肌肉活動及(3)呼吸動作化學接受器感覺傳入大腦後的反饋，這三者之間的若呈現不平衡則會造成呼吸困難。

在肺壁及肺呼吸道的呼吸接受器通常都因為肺部及心臟本身問題（例如：COPD, asthma, CHF）才會影響之。然而與呼吸動作有關的化學接受器通常都位於肺部以外的器官，而考量肺外問題所導致之狀況是急診醫師在評估急性呼吸困難很重要的切入點。因為造成急性吸困難的成因是如此複雜，了解各種病生理成因，才可以經由系統性的臨床思考及詳細的身體診察來評估病人，進而正確地診斷及處理臨床情境。同時也應將床邊重點超音波（Point-of-Care Ultrasound, POCUS）用為評估呼吸困難和呼吸急促患者的輔助方法。

3-4 急診團隊合作與溝通 *

　　在重症區狀況危及的病人，都需要多位急診醫護人員齊心協力進行處置，同時執行多種醫囑治療檢查。有效率的醫療團隊作業可以達到分擔工作的效果，同時大幅提高急診醫療品質與病人安全。成功的醫療團隊不僅具備醫療專業並熟練處置技能，也需要展現有效的溝通與團隊互動。所以我們的重症擬眞訓練涵蓋團隊合作與溝通。

　　一個高效率的急診醫療團隊合作與溝通，建立在三個重要的要素。

1. **隊員職責：**醫療團隊的成員都應清楚知道分內被分配的工作任務與責任，避免成員只選擇自己喜歡的，忽略了其他重要但是冷門的的工作。成員也應了解自身的專業能力極限，並且能在互相尊重的情況下提出建設性的意見。

2. **溝通內容：**爲了病人安全與較好的醫療照護品質，團隊成員們應主動分享專業知識，同時互相提醒，無需因專業層級或背景而有所顧忌或保留，也需有能力分享現況做概要報告與評估。

3. **互動模式：**良好的互動模式能夠讓團隊減少可避免的醫療錯誤。透過閉環式溝通，例如團隊醫師下達醫囑後，負責執行的成員會做醫囑資訊的確認。溝通過程中，稱呼成員們的姓名，以示尊重。**醫囑任務執行完成後，會跟下達指令的醫師回報。**這就是典型的閉環式溝通模式。傳達明確清楚的訊息，成員們之間的互相尊重。這樣的互動模式會營造好的工作氣氛，降低同仁們間的工作壓力。

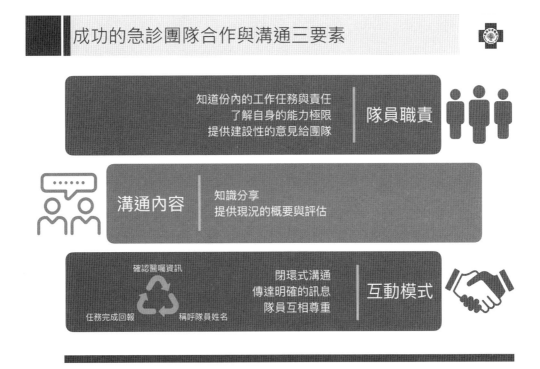

* 本單元由蔡維德醫師撰寫

3-5　課程教案設計

一、編寫呼吸困難擬真臨床情境原則

　　編寫教案時，要注意一件最重要的事情，我們教學的對象是住院醫師。而住院醫師已不再是已往在學校中的一般學生。住院醫師們都有一定的先備知識，應把成人學習理論應用於教案設計中，而成人學習理論中最重要的是要與實際工作有相關，若教授的內容是用不到的則無法引起學習動機。而模擬醫學中很重要的一環是希望學生學習改變行為，終極目標不是知不知道而是做不做得到，學生是否能了解不按原則走，對於病人會造成嚴重的影響。但住院醫師在模擬教案中犯

錯了，指導者應以寬容的心態來面對之，因爲模擬醫學目的是提供一個對學生及病人都安全的情境，來學習實際臨床中可能面臨的困境，當學員於模擬教案中遇到困難，也就是幫助學員避免在實際臨床處理病人中陷入相同的困境，且藉由重複的練習建立學員的自信。總而言之，模擬醫學是結合經驗學習理論（什麼可以做及什麼不可以做）、認知學習理論（將既有知識與實際狀況連結）及情境學習理論（五官運用），將學習效益極佳化。但也別忘了模擬醫學只是教學其中的一種方式，不用強求與其他機構相同，每個單位都有自己相關的內部問題，要因地制宜編寫設計出自己所屬單位特色的相關教案。

二、呼吸困難教案編寫注意事項

呼吸困難教案教學對象設定針對兩大族群：初級住院醫師及中級住院醫師。對於不同層級住院醫師設定不同學習目標，學習目標不宜過多，一般建議學習目標設定三至五項即可。編寫設計教案總共可以分爲四大部分，分別爲一開始的教案基本設定背景（Context）、教案所需相關設備及準備（Input）、教案從頭到尾進行所需的過程（Process）及教案課程結束後相關學習成果（Product）。簡稱 CIPP

教案基本設定背景（Context）方面，可以因應不同層級住院醫師而有所不同設定（請見p.46教案案例），例如病人可以是於急診留觀區等待住院而病況突然惡化之情境，或是直入急救區之一級檢傷病人，甚至是未看診的三四級檢傷病人，不同的狀況給予不同的條件，以滿足各種層級住院醫師之需求。教案所需相關設備及準備（Input）（請見p.46），每次教案進行前都會列出相關所需之清單（實體設備與教材）。教案從頭到尾進行所需的過程（Process），包含課前學員

及教師準備、模擬教案課前說明、教案進行時間分配及教案後的事件回顧檢討（Debriefing），本章節後面段落會針對教案過程有更詳細的說明（於擬真訓練進行模式段落中說明）。教案課程結束後相關學習成果（Product）則包括學員訓練成效評估及教師們針對學員們的學習效果檢討小組會議。

　　呼吸困難教案也替初級住院醫師及中級住院醫師設計了通用流程圖（請見p.49），但不代表所有項目都是每次模擬教案進行的教學目標，流程圖是教學及學習通用原則，是為了使每一位教師都可以最有效率的方式達到模擬教學課程設計融入教學重點，教師可以針對設計的學習目標設定不同的達標項目；對於學員們也可以知道自己最基本應做到項目有哪些，而從這些通用原則找出教案進行時模擬情境中病人的最可能及最需處理之問題，而這些通用原則往往也是實際臨床中輔助找到病人細微卻致命問題的關鍵步驟。

　　以本章節教案為例，對於初級住院醫師可以設定一位服藥過量的病人於急診留觀區觀察，之後出現呼吸困難的現象，血氧濃度降低，學習目標之一可設定學習了解及如何使用輔助呼吸道，而不是第一步看到血氧濃度沒有因給予氧氣未改善就執行插管；而對於中級住院醫師則可直接將情境設定給予諸多處置後病人未改善，進而發現病人是吸入性肺炎引發的呼吸衰竭，學習目標可設定為敗血症之評估及處置或是建立高級呼吸道執行快速插管（Rapid Sequence Intubation, RSI）之步驟。所以流程圖只是通用原則，絕不是代表每一次教案設計都要將其上面所列之項目完全涵蓋到。

三、教案案例

對象：初級住院醫師

主　　訴	呼吸困難
病　　人	58 歲男性
病　　史	病人有憂鬱症病史。最近因為情緒低落，服藥過量於急診室留觀，呈現嗜睡狀態，但疼痛刺激後可虛弱地回答簡易的問題，家屬陪伴在旁
急診留觀區	留觀 12 小時後，病人呼吸變淺快，變得更嗜睡
生命徵象	體溫 38.5 度，心跳每分鐘 118 下，呼吸每分鐘 20 下，血壓 100/62，血氧指數 89-91%
身體診察	異常發現包括下列情況，額頭些微冒汗，喉嚨有痰音，右下肺部有輕微濕囉音。
胸部電光結果	右下肺浸潤

對象：中級住院醫師

主　　訴	呼吸困難
病　　人	58 歲男性
病　　史	病人有憂鬱症病史。最近因為情緒低落，服藥過量於急診室留觀，呈現嗜睡狀態，但疼痛刺激後可虛弱地回答簡易的問題，家屬陪伴在旁
急診留觀區	留觀 12 小時後，病人呼吸變淺快，對疼痛無反應
生命徵象	體溫 38.8 度，心跳每分鐘 135 下，呼吸每分鐘 28 下，血壓 80/62，血氧指數 85%
身體診察	異常發現包括下列情況，額頭冒汗，喉嚨有痰音，右下肺部明顯濕囉音。
胸部電光結果	右下肺大片浸潤

四、實體設備與教材 **

　　本科的急診教育訓練小組，依據現行的文獻資料和治療指引，製

作了一份評估處置流程圖，最重要的目的是要有一致性且明確的教學內容與目標，同時作為學生手冊的資料，並印製成海報，培訓時張貼在擬真訓練教室。

老師需依照教案內容，事前備妥相關設備器材，和預設的相關檢查資料和結果。超音波影像資料若是這個教案的重要資料，可以是紙本或是影片。準備流程圖上提到之所有藥物，空針筒上面貼上藥物的名稱和劑量標籤。

1 個案教材清單 Teaching materials

文具		醫療設備		醫療設備		醫療設備	
白板	●	點滴	●	楊氏硬式吸管	●	LMA	●
白板筆	●	NS	●	Suction tube	●	OPA	●
夾板	●	D5S	●	Suction bottle	●	NPA	●
白紙	●	D10W		Suction 閥	●	Endotube	●
原子筆	●	點滴架	●	氧氣閥	●	endo 通條	●
紙膠	●	針筒	●	氧氣聖誕樹	●	Ambu bag	●
模擬假人		Neck collar		Nasal cannula	●	End Tidal CO2	●
傷口		聽診器	●	Simple mask	●	Pulse oxemetry	●
		筆燈	●	NR mask	●	laryngoscope	
				電擊器	●	L-Scope 電池	●
						laryngobladde	●
抽血資料		檢驗室檢查資料		藥物		影像	
ABG	●	UA	●	流程圖內的藥物	●	Chest XRay	●
Finger glucose	●	UA drug screening				Abd Xray	●
CBC	●					ECG	●
Chemistry 8	●					Ultrasound	●
						CT brain	

3-6　擬真訓練進行模式 **

一、課前準備

住院醫師

　　在上課前，需要熟悉急診醫學擬模擬真訓練學生手冊裡有關這一堂課程的相關內容。

教　師

　　在上課前，需要到課堂教室準備所有的軟體和硬體設備，張貼流程圖海報。

二、課程進行

團隊小組

　　本科部的急診的擬真訓練以團隊小組進行，約3至4人一組。每次的擬真培訓，小組的隊長是訓練的主要教學對象，團隊的每一位成員都需要輪流擔任隊長的角色。隊友的角色是配合隊長的指令，協助執行醫療相關的任務。團隊組成可以是同一職級的，或是混搭不同職級的住院醫師。

時　間

　　每次擬真訓練的課程規劃4小時，其中安排三個不同的臨床情境站。每一站擬真訓練的時間60分鐘，平均每一位成員約分配到15到20分鐘擔任隊長角色。這15到20分鐘內，12到17分鐘進行擬真情境的處理，教師利用最後3分鐘帶領小組進行反饋檢討。

課前說明

　　教師們需要跟住院醫師們說明今天課程進行的模式，包含小組成員安排，角色任務執行分配，人力的安排，是否提供協助人員。提供

模擬訓練時可實際執行的操作設備清單，讓學員清楚的知道哪些技術在小組演練時候，是可以實際執行的。因為搭配使用精密高階的模擬假人，課前需要明確說明假人身體診察時的擬眞程度，例如模擬假人有呼吸聲、脈搏等等，避免老師跟學員對身體診察進行方式有不同認知的情況，造成浪費演練時間。學員將依照流程圖的步驟，依序幫病人做評估與處理。

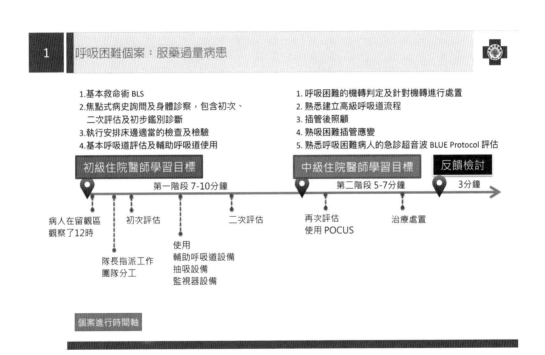

課後錄影回放檢討

　　課程的最後一小時，全體老師帶領所有的住院醫師們，一起進行擬眞訓練錄影播放檢討。時間的關係，我們隨機選擇兩位學員的影片播放，每個學員個案進行約30分鐘。觀看錄影回放，一個重要的特點是，可以讓學員以第三者角度觀看自己的全程表現。發現一些當下學員跟老師都會疏忽到的盲點，同時利用這個時段，老師帶領全體學員

進行思考路徑（Thinking process）的訓練，讓學員說明一些狀況時的決策過程跟考慮因素，再由老師來回饋分享老師們的觀點或是更好的做法。

反饋檢討（debriefing）

事件回顧檢討是指教師在擬真情境演練後引導學員對過程進行省思、分析，並給予回饋，事件回顧檢討是擬真教學是否成功之關鍵。它與傳統的回饋（Feedback）不同，傳統的回饋是只有教師說，但學員不一定理解也可能記不住，更有甚者，有可能到學員做對的地方，其背後的想法是不正確的，但經由一般的回饋無法發現此問題。事件回顧檢討可以說是特化的回饋，目標是讓學員說出自己哪裡做得不好，事件後幫助學員反思及進步，可以針對不同學員狀況使其更了解問題所在。事件回顧檢討架構分為獲取資訊（Gather）、分析原因（Analyze）、結論重點（Summarize）GAS三階段。

1. **獲取資訊（Gather）**：收集學生觀點資料，才知道學生與教師兩者之間的落差。可以詢問學生訓練過後自己覺得如何和哪些是重要的事件，不要問什麼是好什麼是不好，因為通常學員只會想自己的不好，若學員相較內向，可以詢問自己哪裡做得不錯。

2. **分析原因（Analyze）**：分析原因此階段要將目標縮小，與學習目標相呼應。針對第一階段收集到的資訊有所選擇並加以分析，對學員所做出的選擇其背後原因進行討論，就算學員做出的決定都是對的，仍舊可討論其思考路徑，因為有可能想法是不正確的。若是一個完好表現的思考路徑，可鼓勵學員，總之不從學員一開始的表現就做出評論，一定要分析其背後的成因。

3. **結論重點（Summarize）**：經過前兩階段引導之後，學員可以認知自己真正的問題所在，請學員總結在獲取資訊及分析原因後，

若下次遇到相同情境時，學員覺得重要的三件事，一定要讓學員得到take home message，且經由此步驟，可以再次了解學員的認知與教師的認知是否相同，使否有達到當初設定的學習目標。

3-7　訓練成效評估 *

擬真訓練評估分為兩個部分，第一部分是專業知識與技能，第二部分是團隊合作能力。本科的擬真訓練在每個學年度的8月份開始，住院醫師接受訓練前筆試測驗，在隔年6月最後一次訓練期間，進行訓練後筆試和擬真情境成效評核。評核期間，全程錄影，並有兩位老師做評核，避免單一老師評核時，過於主觀而失去其客觀性。評核後，會和全體住院醫師進行評核後檢討，讓住院醫師了解需要再進步加強的項目，和表現好的地方。

另外老師們，也聚集開會做年度訓練檢討，討論需要調整改善的項目，包含教案設計，進行流程，設備設施的準備及評核的內容，最重要的是檢討教學成效。

* 單元由蔡維德醫師編寫
** 單元由沈靜宜醫師與蔡維德醫師共同編寫

Chapter 4

意識不清

馬偕醫院急診醫學部內科主任暨教學負責人：蔡維德醫師

4-1 教學目標

　　每站的教學目標和住院醫師的學習目標都應該明確清楚，也是成功的教學活動之重要因素其一，意識不清病人擬真訓練課程，涵蓋下列臺灣急診醫學里程碑計畫內的數個核心能力項目：

- 意識不清的緊急穩定處置（病人照護 PC1）
- 焦點式病史詢問及身體診察（病人照護 PC2）
- 診斷性檢查及檢驗 （病人照護 PC3）
- 意識不清原因的鑑別診斷（病人照護 PC4）
- 癲癇的藥物治療（病人照護 PC5）
- 癲癇的觀察與再度評估（病人照護 PC6）
- 操作型技能一般原則（病人照護 PC9）
- 團隊管理（人際溝通技巧 ICS2）

針對不同層級的住院醫師，設定不同與明確的學習目標。

一、初級住院醫師應該能夠完成
意識不清病人的 1. 基本救命術 BLS 2. 焦點式病史詢問及身體診察，包含初次和二次評估 3. 執行安排床邊適當的檢查及檢驗 4. 熟悉急救區域的設備與操作 5. 意識不清的鑑別診斷
二、中級住院醫師應該能夠完成
1. 癲癇的評估與檢查 2. 癲癇的處置
三、資深住院醫師應該能夠完成
1. 持續癲癇的處置

4-2　簡介

　　意識不清是在急診室重症區常見的急診狀況。在討論這主題之前，一些名詞定義需要釐清。精神狀態改變（Altered mental status）是描述正常精神狀態有改變。我們常說的意識程度（Level of consciousness）是指患者的覺知狀態，它只是病人精神狀態的其中一個面向。精神狀態改變的其他臨床表現包括行為、外表、記憶、內在情緒、外在表情、判斷和思想內容的紊亂。精神狀態異常可能是器質性，功能或精神疾病或混合性疾病引起。在急診室，最需要處理的大部分的精神狀態異常／意識不清大都是器質性因素，例如可改善逆轉的低血糖，感染性疾病。這一站的培訓以意識不清病人抵達重症區時，住院醫師應該具備應有的基本初步評估及穩定病人情況的能力，之後進一步的尋找意識不清的原因與安排後續治療。

4-3　意識不清的病生理與急診初步處理

　　精神狀態異常／意識不清的鑑別診斷相當多，其病生理也因不同致病原因有不同的機轉，本章不贅述所有因素。急性混亂（Confusion）狀態可以透過各種各樣的臨床方式呈現。意識低落的急性混亂狀態的最常見原因是新陳代謝或與藥物有關。他們占70％至80％的病例，低血糖是急診意識不清患者最常見的代謝病因之一。其他原因有高血糖、尿毒症、代謝性酸中毒和鹼中毒以電解質失調包含高鈉血症或低鈉血症。最常引起急性混亂的藥物分為酒精、鎮靜催眠藥和抗抑鬱藥。結構性疾病包括硬膜下血腫、缺血性中風、腦腫瘤、腦膿瘍和癲癇發作也可能導致急性意識混亂。

　　當重症區接到一位意識不清的病人，主導的醫師需要即刻整合帶領一個有效率的急診醫療團隊，使用一套系統性的方法，以ABCDE原則進行評估與處置。維持穩定的生命徵象是處置初期最重要的臨床工作目標。之後尋找真正致病的原因，進行治療。

4-4　急診團隊合作與溝通

　　在重症區狀況危及的病人，都需要多位急診醫護人員齊心協力進行處置，同時執行多種醫囑治療檢查。有效率的醫療團隊作業可以達到分擔工作的效果，同時大幅提高急診醫療品質與病人安全。成功的醫療團隊不僅具備醫療專業並熟練處置技能，也需要展現有效的溝通與團隊互動。所以我們的重症擬真訓練涵蓋團隊合作與溝通。

　　一個高效率的急診醫療團隊合作與溝通，建立在三個重要的要素。

1. **隊員職責：**醫療團隊的成員都應清楚知道分內被分配的工作任務

與責任，避免成員只選擇自己喜歡的，忽略了其他重要但是冷門的工作。成員也應了解自身的專業能力極限，並且能在互相尊重的情況下提出建設性的意見。

2. **溝通內容**：為了病人安全與較好的醫療照護品質，團隊成員們應主動分享專業知識，同時互相提醒，無需因專業層級或背景而有所顧忌或保留，也需有能力分享現況做概要報告與評估。

3. **互動模式**：良好的互動模式能夠讓團隊減少可避免的醫療錯誤。透過閉環式溝通，例如團隊醫師下達醫囑後，負責執行的成員會做醫囑資訊的確認。溝通過程中，稱呼成員們的姓名，以示尊重。醫囑任務執行完成後，會跟下達指令的醫師回報。這就是典型的閉環式溝通模式。傳達明確清楚的訊息，成員們之間的互相尊重。這樣的互動模式會營造好的工作氣氛，降低同仁們間的工作壓力。

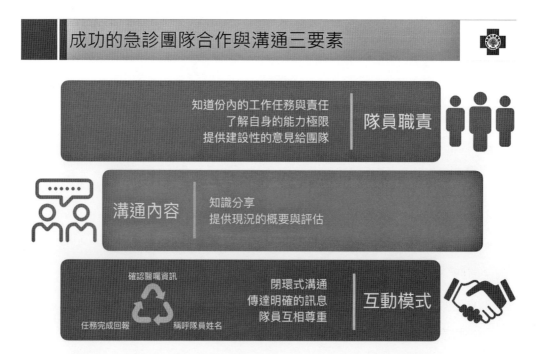

4-5　課程教案設計

一、編寫意識不清擬真臨床情境原則

　　面對一個急症情境例如急性混亂意識不清，其鑑別診斷是非常多樣性，在初期規劃的時候需先選擇一個主要病因或是診斷，讓之後的情境編寫有明確的方向跟主軸。在選擇主要病因或診斷時，要考慮下列的一些因素，例如受訓學員的背景組成，學習經驗是否一致，臨床任務屬性等，因為我們的學員是急診科住院醫師，臨床任務屬性相同，唯一差異是不同職級有不一樣的臨床經驗時數，因此選擇一個比較複雜疾病，有明確的階段式進展過程，方便教案編寫與設定不同階段學員的學習目標，是一個重要的考量。以低血糖為例，這是急診意識不清患者最常見的代謝病因之一，但是這種較單純的病因，針對一群不同臨床經驗背景值的住院醫師學員們，不是一個合適的擬真臨床教案情境，單純的情境發展無法滿足設定不同層級學員的學習目標需求。本章課程選用癲癇作為主要病因。癲癇疾病恰好有這個較複雜和階段式進程特色，容易設定不同階段學員的學習目標，符合規劃需求。

　　不用強求與其他機構相同，每個單位都有自己相關的內部需求與可用資源，要因地制宜編寫設計出自己所屬單位特色的相關教案。

二、意識不清教案編寫注意事項

　　教案編寫的 CIPP 步驟：基本設定背景（Context）、教案所需相關設備及準備（Input）、教案從頭到尾進行所需的過程（Process）及教案課程結束後相關學習成果（Product），是很多老師常用的原則，在呼吸困難的章節裡，作者有較詳細的說明，這裡不再敘述。

在確定教案的主要病因後，把臨床情境的進展大綱建構好，再從大綱裡設定不同階段的教學目標。使用癲癇當病因的時候，病史的設計不要使用傳統癲癇發作的病徵，例如抽筋口吐白沫的情況，這樣的病史會直接指向單一疾病，初階住院醫師的鑑別診斷訓練目標就會無法達成。 所以關於病史編寫大原則，不要使用個案主要病因的傳統或特殊症狀和徵象。參考使用科部內舉辦的個案報告時，所討論的一些改善措施或是盲點，這一些都是可以編寫進的教案，不一定要當作教學目標，主要的功能是讓老師有籌碼可以掌控教案的病情進展。對於資深住院醫師訓練，可以考慮使用雙診斷增加複雜度，提升困難度，增加訓練效益。

三、教案案例

對象：初級住院醫師，病人送至急救區。（時間5-7分鐘）

主　　訴	意識不清
病　　人	40 歲男性，公司同事叫 119 轉送來醫院
病　　史	公司同事表示病人剛剛在公司餐廳吃飯，跟同事說要去上廁所，因為超過 15 分鐘都沒有回來，同事去廁所發現病人倒在馬桶旁，昏迷沒有反應。沒有家屬，同事不知道病人過去的健康狀況或是服用任何藥物
急診診間	病人到院時，仍是呈現昏迷狀態
檢傷生命徵象	體溫 36.8 度，心跳每分鐘 120 下，呼吸每分鐘 22 下，血壓 150 ／ 82，血氧指數 99%
身體診察	異常發現包括下列情況，左側頭皮，臉部，膝蓋破皮擦傷，皮膚蒼白

對象：中級住院醫師，癲癇發作（時間4-7分鐘）。R2（含）以上學員擔任團隊隊長，老師可以使用交班模式做開場，直接跟隊長交班病人第一階段狀況傷口處理完畢，初步抽血檢查已完成，報告尚未出來，病人等候接受CT室和X光室檢查。

時　　間	病人在急診已經超過 20 分鐘
發現病人頭部開始往一側不自主抽動（在急診第一次發作）	
生命徵象	體溫 37.5 度，心跳每分鐘 110 下，呼吸每分鐘 20 下，血壓 168 / 100，血氧指數 80%
給完病人正確和適當的藥物後，癲癇停止。但是病人仍是呈現昏迷	
生命徵象	體溫 37.2 度，心跳每分鐘 100 下，呼吸每分鐘 20 下，血壓 140 / 80，血氧指數 90%
身體診察	異常發現包括下列情況，左側頭皮，臉部，膝蓋破皮擦傷，皮膚蒼白

對象：資深住院醫師，癲癇再次發作。（時間3分鐘）

時　　間	病人在急診已經超過 30 分鐘
發現病人頭部再次往一側不自主抽動 （在急診第二次發作）	
生命徵象	體溫 37.9 度，心跳每分鐘 130 下，呼吸每分鐘 22 下，血壓 168 / 110，血氧指數 80%

四、實體設備與教材 *

　　本科的急診教育訓練小組，依據現行的文獻資料和治療指引，製作了一份評估處置流程圖，最重要的目的是要有一致性且明確的教學內容與目標，同時作為學生手冊的資料，並印製成海報，培訓時張貼在擬真訓練教室。

　　老師需依照教案內容，事前備妥相關設備器材，和預設的相關檢查資料和結果。超音波影像資料若是這個教案的重要資料，可以是紙

本或是影片。準備流程圖上提到之所有藥物，空針筒上面貼上藥物的名稱和劑量標籤。

2 個案教材清單 Teaching materials

文具		醫療設備		醫療設備		醫療設備	
白板	●	點滴	●	楊氏硬式吸管	●	LMA	●
白板筆	●	NS	●	Suction tube	●	OPA	●
夾板	●	D5S	●	Suction bottle	●	NPA	●
白紙	●	D10W	●	Suction 閥	●	Endotube	
原子筆	●	點滴架	●	氧氣閥	●	endo 通條	
紙膠	●	針筒	●	氧氣聖誕樹	●	Ambu bag	
模擬假人		Neck collar		Nasal cannula	●	End Tidal CO2	●
傷口		聽診器	●	Simple mask	●	Pulse oxemetry	●
		筆燈	●	NR mask	●	laryngoscope	
				電擊器		L-Scope 電池	
						laryngobladde	
抽血資料		檢驗室檢查資料		藥物		影像	
ABG	●	UA	●	流程圖內的藥物	●	Chest XRay	●
Finger glucose	●	UA drug screening	●			Abd Xray	
CBC	●					ECG	●
Chemistry 8	●					Ultrasound	
						CT brain	●

* 本單元由沈靜宜醫師與蔡維德醫師共同編寫

4-6 擬真訓練進行模式

一、課前準備

住院醫師

在上課前，需要熟悉急診醫學擬真訓練學生手冊裡有關這一堂課程的相關內容。

教　師

在上課前，需要到課堂教室準備所有的軟體和硬體設備，張貼流程圖海報。

二、課程進行

團隊小組

　　本科部的急診的擬眞訓練以團隊小組進行，約3至4人一組。每次的擬眞培訓，小組的隊長是訓練的主要教學對象，團隊的每一位成員都需要輪流擔任隊長的角色。隊友的角色是配合隊長的指令，協助執行醫療相關的任務。團隊組成可以是同一職級的，或是混搭不同職級的住院醫師。

時　　間

　　每次擬眞訓練的課程規劃4小時，其中安排三個不同的臨床情境站。每一站擬眞訓練的時間60分鐘，平均每一位成員約分配到15到20分鐘擔任隊長角色。這15到20分鐘內，12到17分鐘進行擬眞情境的處理，教師利用最後3分鐘帶領小組進行現場反饋檢討（Debriefing）。在急診呼吸困難的章節，有針對反饋檢討進行模式做進一步的說明，這裡不再贅述。

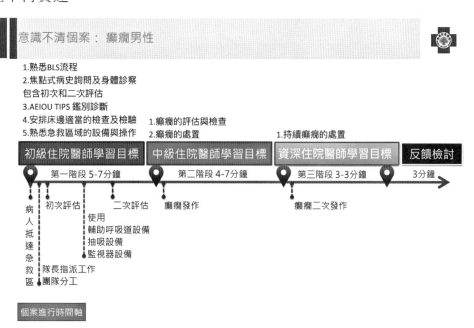

課前說明

　　教師們需要跟住院醫師們說明今天課程進行的模式，包含小組成員安排，角色任務執行分配，人力的安排，是否提供協助人員。提供模擬訓練時可實際執行的操作設備清單，讓學員清楚的知道那些技術在小組演練時候，是可以實際執行的。因為搭配使用精密高階的模擬假人，課前需要明確說明假人身體診察時的擬真程度，例如模擬假人有呼吸聲、脈搏等等，避免老師跟學員對身體診察進行方式有不同認知的情況，造成浪費演練時間。學員將依照流程圖的步驟，依序幫病人做評估與處理。

課後錄影回放檢討

　　課程的最後一小時，全體老師帶領所有的住院醫師們，一起進行擬真訓練錄影播放檢討。時間的關係，我們隨機選擇兩位學員的影片播放，每個學員個案進行約30分鐘。觀看錄影回放，一個重要的特點是，可以讓學員以第三者角度觀看自己的全程表現。發現一些當下學員跟老師都會疏忽到的盲點，同時利用這個時段，老師帶領全體學員進行思考路徑（Thinking process）的訓練，讓學員說明一些狀況時的決策過程跟考慮因素，再由老師來回饋分享老師們的觀點或是更好的做法。

4-7　訓練成效評估

　　擬真訓練評估分為兩個部分，第一部分是專業知識與技能，第二部分是團隊合作能力。本科的擬真訓練在每個學年度的8月份開始，住院醫師接受訓練前筆試測驗，在隔年6月最後一次訓練期間，進行訓練後筆試和擬真情境成效評核。評核期間，全程錄影，並有兩位老師做

評核，避免單一老師評核時，過於主觀而失去其客觀性。評核後，會和全體住院醫師進行評核後檢討，讓住院醫師了解需要再進步加強的項目，和表現好的地方。

　　另外老師們，也聚集開會做年度訓練檢討，討論需要調整改善的項目，包含教案設計、進行流程、設備設施的準備及評核的內容，最重要的是檢討教學成效。

Chapter 5

休克

馬偕醫院急診醫學部內科主任暨教學負責人：蔡維德醫師

5-1 教學目標

　　每站的教學目標和住院醫師的學習目標都應該明確清楚，也是成功的教學活動之重要因素其一，休克病人擬眞訓練課程，涵蓋下列臺灣急診醫學里程碑計畫內的數個核心能力項目：

- 休克的緊急穩定處置（病人照護 PC1）
- 焦點式病史詢問及身體診察（病人照護 PC2）
- 診斷性檢查及檢驗（病人照護 PC3）
- 休克原因的診斷（病人照護 PC4）
- 休克的藥物治療（病人照護 PC5）
- 休克的觀察與再度評估（病人照護 PC6）
- 操作型技能一般原則（病人照護 PC9）
- 休克病人的急診超音波評估（病人照護 PC12）
- 團隊管理（人際溝通技巧 ICS2）

針對不同層級的住院醫師，設定不同與明確的學習目標。

一、初級住院醫師應該能夠完成
休克病人的 1. 基本救命術 BLS 2. 焦點式病史詢問及身體診察，包含初次和二次評估 3. 執行安排床邊適當的檢查及檢驗 4. 熟悉重症區域的設備與操作
二、中級住院醫師應該能夠完成
1. 休克的再度評估 2. 熟悉休克病人的急診超音波 Rush Protocol 評估 3. 休克的機轉判定 4. 依照休克的機轉進行處置

5-2　簡介

　　休克是在急診室重症區常見的急診狀況。不管是何種原因所造成的休克，第一時間急診醫師所執行做的處理，對病人的發展與預後狀況，都有直接的影響。急診室重症區常見的休克病人，可分為兩大類。第一類是外傷所引起的休克。另一類是疾病因素所引起的休克狀況。兩種病因所引起的休克，初步的評估和處理步驟，原則上並無非常大的差別，都是以穩定生命徵象為第一優先，外傷引起的休克，急診團隊會參考高級外傷救命術（Advance Trauma Life Support, ATLS）指引做處置。我們的培訓課程，是訓練急診住院醫師們，具備應有的基本初步評估及穩定病人情況的能力，之後進一步的尋找休克的原因與安排後續治療。

5-3　休克的病生理與急診初步處理

　　休克是幾種潛在致命情況的最後共同狀態，包括失血、廣泛創傷或燒燙傷、心肌梗塞、肺栓塞和敗血症。無論何種原因導致，休克的定義是身體血液循環不足，可能是心輸出量減少或有效循環血量減少，進而影響到組織灌流的氧氣交換，導致組織器官機能的損壞影響。雖然休克初期組織損害是可逆的，但長時間的休克最終會導致不可逆轉的組織損傷，而這狀態是有生命危險，可能導致病人死亡後果。

休克形式可分為六個致病類別：

1. 敗血性（Septic）休克是動脈血管放鬆舒張和靜脈血液積聚，主因是病人有細菌或黴菌感染時，血管產生的全身性免疫反應所導致。在美國，約有五分之一診斷敗血休克的病人，無法存活，造成每年超過200,000的死亡人數。

2. 出血／低血容性（Hemorrhagic/hypovolemic）休克是由於血液或血漿量減少，例如嚴重燒傷引起的出血或液體流失，或是血管受傷失血，內科疾病例如食道靜脈曲張出血，潰瘍出血也會導致的低心輸出量。

3. 心源性（Cardiogenic）休克是心肌功能衰竭引起心輸出量低的結果。常見的原因包含心肌損傷或梗塞、心室心律不整。

4. 阻塞性（Obstructive）休克是外部因素，例如壓迫或阻塞影響到心肌功能引起心輸出量低的結果。常見的原因包含心包膜填塞或心臟外部循環阻塞，例如肺栓塞。

5. 過敏／分佈性（Anaphylactic/distributive）休克是免疫球蛋白E引起的超級過敏反應，引發一系列的系統性血管舒張和血管通透性增

加導致血壓降低，循環不足。急診常見的因素包含食物或藥物過敏，或是昆蟲叮咬所引起的嚴重反應。

6. 神經性（Neurogenic）休克是血管異常放鬆反應，機轉包含與麻醉相關的異常血管收縮張力喪失或脊髓損傷造成的。

當重症區接到一位有休克狀況的病人，主導的醫師需要即刻整合帶領一個有效率的急診醫療團隊，使用一套系統性的方法，以ABCDE原則進行評估與處置。完成A呼吸道與B呼吸狀況項目後，應立即迅速地進行C循環評估。維持穩定的生命徵象是處置初期最重要的臨床工作目標。之後尋找真正致病的原因，進行治療。

5-4　急診團隊合作與溝通

在重症區狀況危及的病人，都需要多位急診醫護人員齊心協力進行處置，同時執行多種醫囑治療檢查。有效率的醫療團隊作業可以達到分擔工作的效果，同時大幅提高急診醫療品質與病人安全。成功的醫療團隊不僅具備醫療專業並熟練處置技能，也需要展現有效的溝通與團隊互動。所以我們的重症擬真訓練涵蓋團隊合作與溝通。

一個高效率的急診醫療團隊合作與溝通，建立在三個重要的要素。

1. **隊員職責**：醫療團隊的成員都應清楚知道分內被分配的工作任務與責任，避免成員只選擇自己喜歡的，忽略了其他重要但是冷門的工作。成員也應了解自身的專業能力極限，並且能在互相尊重的情況下提出建設性的意見。

2. **溝通內容**：為了病人安全與較好的醫療照護品質，團隊成員們應主動分享專業知識，同時互相提醒，無需因專業層級或背景而有所顧忌或保留，也需有能力分享現況做概要報告與評估。

3. **互動模式：** 良好的互動模式能夠讓團隊減少可避免的醫療錯誤。
透過閉環式溝通，例如團隊醫師下達醫囑後，負責執行的成員
會做醫囑資訊的確認。溝通過程中，稱呼成員們的姓名，以示尊
重。醫囑任務執行完成後，會跟下達指令的醫師回報。這就是典
型的閉環式溝通模式。傳達明確清楚的訊息，成員們之間的互相
尊重。這樣的互動模式會營造好的工作氣氛，降低同仁們間的工
作壓力。

成功的急診團隊合作與溝通三要素

知道份內的工作任務與責任
了解自身的能力極限
提供建設性的意見給團隊　**隊員職責**

溝通內容　知識分享
提供現況的概要與評估

確認醫囑資訊

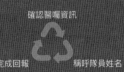

閉環式溝通
傳達明確的訊息
隊員互相尊重　**互動模式**

任務完成回報　稱呼隊員姓名

5-5　課程教案設計

一、編寫休克擬真臨床情境原則

　　教案架構的編排是參照四項休克機轉（出血／低血容性，心因性，阻塞性，過敏／分布性）撰寫，地點為急診室重症區，第一階段為初步的評估與病情穩定處理，之後進入第二階段尋找休克的原因與處置。本站所有教案情境的設計，需要考量到擬真訓練設定的學習目標，所以在病人的初次臨床症狀表現跟病史設計，都需要為一般性，非單一疾病特殊表徵，讓學員有思考評估鑑別診斷的空間。之後才能夠進入第二階段做超音波的評估和治療。有關情境中的生命徵象數據，切勿使用標準範圍邊緣的數字，例如設定收縮壓為90mmHg，這樣的血壓是穩定或是不穩定？這類生命徵象數字只是徒增學員判讀的困擾，造成學習目標失焦。正常收縮血壓範圍的定義不是本站的學習目標，生命徵象中的血壓只是其中的一項評估工具，用來協助學員學習，教材編寫時，要了解所有的臨床工具應該是規劃方便使用的。

二、意識不清教案編寫注意事項

　　教案編寫的 CIPP 步驟：基本設定背景（Context）、教案所需相關設備及準備（Input）、教案從頭到尾進行所需的過程（Process）及教案課程結束後相關學習成果（Product），是很多老師常用的原則，在呼吸困難的章節裡，作者有較詳細的說明，這裡不再敘述。

　　出血／低血容性休克案例，教案可以採用內科疾病，例如急診常見的腸胃道出血，或是外傷個案。使用腸胃道出血當病因的時候，個案的病史不要包含吐血，咖啡狀嘔吐物，或是解血便。因為因為這樣

的病史會直接指向腸胃道出血的病因，學員會只做這項疾病的處理，而忽略我們想要學員學習和演練其他鑑別診斷的評估。病史部分可以提到黑色大便，但是同時在服用鐵劑，增加個案的一點病情複雜度。外傷個案的受傷機轉，應以腹部鈍傷或是閉合性大腿骨折為主，老師會比較好掌控教案病情進展，也可以搭配四肢部位的穿刺傷，增加教案初次身體診察的複雜度，老師需要注意學員無意中會把重心放在非本站想要的外傷傷口處置，造成訓練目標失焦。

　　心因性休克案例，此類的鑑別診斷數量因比較少，且在第一階段初步評估的時候，大部分的臨床症狀和評估結果都可能明顯的指向心臟的病因，例如心電圖呈現急性心肌炎或是急性心肌梗塞變化，胸部光片呈現肺水腫等，老師需要注意情境進展的安排，避免學員在第一階段後只把重心放在單一疾病的處置。

　　為了讓教案更貼近臨床實際狀況，大部分的病人，都有其他的慢性疾病，不會只有單一疾病。因此教案設計時，可以選擇一個休克機轉為做主要架構，再搭配其他的慢性疾病或臨床症狀。例如急性心肌炎病人，合併有發燒的狀況，或是肺炎的病人，合併嚴重貧血，這樣的臨床情境，可以在第二階段透過超音波的評估來區別病人休克的機轉，釐清主要病因。

三、教案案例

對象：初級住院醫師，病人送至急診室。（時間7-10分鐘）

主　　訴	昏厥
病　　人	69 歲男性
病　　史	病人剛剛在餐廳吃飯，去上廁所的途中，突然感覺眼前發黑，之後全身感到無力，自己慢慢蹲下後就昏倒在地上。約 1 分鐘後病人自己醒來，家屬陪伴送到急診室。病人當天早上有按時服用他的高血壓藥物，同時開始服用昨天晚上診所開的口服抗生素，用來治療他的泌尿道感染
急診診間	病人說話時恍神，一直把急診室當作家裡的客廳
檢傷生命徵象	體溫 37.4 度，心跳每分鐘 120 下，呼吸每分鐘 22 下，血壓 85/52，血氧指數 99%
身體診察	異常發現包括下列情況，額頭冒汗，皮膚蒼白，雙側肺部有囉音，雙腳有輕微水腫，但是足背步脈搏可觸摸到的。
對　　象	中級住院醫師，執行床邊超音波檢查和其他穩定休克的處置與再次評估。（時間 5-7 分鐘）
超音波評估結果	過敏性休克

四、實體設備與教材 *

　　本科的急診教育訓練小組，依據現行的文獻資料和治療指引，製作了一份評估處置流程圖，最重要的目的是要有一致性且明確的教學內容與目標，同時作為學生手冊的資料，並印製成海報，培訓時張貼在擬真訓練教室。

　　老師需依照教案內容，事前備妥相關設備器材，和預設的相關檢查資料和結果。超音波影像資料若是這個教案的重要資料，可以是紙本或是影片。準備流程圖上提到之所有藥物，空針筒上面貼上藥物的名稱和劑量標籤。

3　個案教材清單 Teaching materials

文具		醫療設備		醫療設備		醫療設備	
白板	●	點滴	●	楊氏硬式吸管	●	LMA	●
白板筆	●	NS	●	Suction tube	●	OPA	●
夾板	●	D5S	●	Suction bottle	●	NPA	●
白紙	●	D10W	●	Suction 閥	●	Endotube	●
原子筆	●	點滴架	●	氧氣閥	●	endo 通條	●
紙膠	●	針筒	●	氧氣聖誕樹	●	Ambu bag	●
模擬假人		Neck collar		Nasal cannula	●	End Tidal CO2	●
傷口		聽診器	●	Simple mask	●	Pulse oxemetry	●
		筆燈	●	NR mask	●	laryngoscope	●
				電擊器	●	L-Scope 電池	●
						laryngobladde	●
抽血資料		檢驗室檢查資料		藥物		影像	
ABG	●	UA	●	流程圖內的藥物	●	Chest XRay	●
Finger glucose	●	UA drug screening				Abd Xray	●
CBC	●					ECG	●
Chemistry 8	●					Ultrasound	●
						CT brain	●

* 本單元由沈靜宜醫師與蔡維德醫師共同編寫

5-6　擬眞訓練進行模式

一、課前準備

住院醫師：

　　在上課前，需要熟悉急診醫學擬眞訓練學生手冊裡有關這一堂課程的相關內容。

教　師：

　　在上課前，需要到課堂教室準備所有的軟體和硬體設備，張貼流程圖海報。

二、課程進行

團隊小組

　　本科部的急診的擬真訓練以團隊小組進行，約3至4人一組。每次的擬真培訓，小組的隊長是訓練的主要教學對象，團隊的每一位成員都需要輪流擔任隊長的角色。隊友的角色是配合隊長的指令，協助執行醫療相關的任務。團隊組成可以是同一職級的，或是混搭不同職級的住院醫師。

時　　間

　　每次擬真訓練的課程規劃4小時，其中安排三個不同的臨床情境站。每一站擬真訓練的時間60分鐘，平均每一位成員約分配到15到20分鐘擔任隊長角色。這15到20分鐘內，12到17分鐘進行擬真情境的處理，教師利用最後3分鐘帶領小組進行現場反饋檢討（Debriefing）。在急診呼吸困難的章節，有針對反饋檢討進行模式做進一步的說明，這裡不再贅述。

| 3 | 休克個案：昏厥男性 |

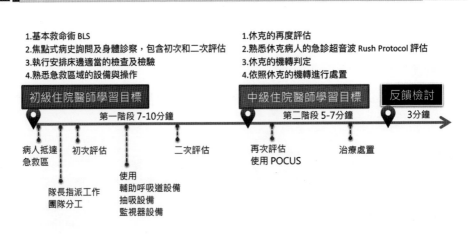

個案進行時間軸

課前說明

　　教師們需要跟住院醫師們說明今天課程進行的模式，包含小組成員安排，角色任務執行分配，人力的安排，是否提供協助人員。提供模擬訓練時可實際執行的操作設備清單，讓學員清楚的知道那些技術在小組演練時候，是可以實際執行的。因為搭配使用精密高階的模擬假人，課前需要明確說明假人身體診察時的擬真程度，例如模擬假人有呼吸聲，脈搏等等，避免老師跟學員對身體診察進行方式有不同認知的情況，造成浪費演練時間。學員將依照流程圖的步驟，依序幫病人做評估與處理。

課後錄影回放檢討

　　課程的最後一小時，全體老師帶領所有的住院醫師們，一起進行擬真訓練錄影播放檢討。時間的關係，我們隨機選擇兩位學員的影片播放，每個學員個案進行約30分鐘。觀看錄影回放，一個重要的特點是，可以讓學員以第三者角度觀看自己的全程表現。發現一些當下學員跟老師都會疏忽到的盲點，同時利用這個時段，老師帶領全體學員進行思考路徑（Thinking process）的訓練，讓學員說明一些狀況時的決策過程跟考慮因素，再由老師來回饋分享老師們的觀點或是更好的做法。

5-7　訓練成效評估

　　擬真訓練評估分為兩個部分，第一部分是專業知識與技能，第二部分是團隊合作能力。本科的擬真訓練在每個學年度的8月份開始，住院醫師接受訓練前筆試測驗，在隔年6月最後一次訓練期間，進行訓練後筆試和擬真情境成效評核。評核期間，全程錄影，並有兩位老師做

評核，避免單一老師評核時，過於主觀而失去其客觀性。評核後，會和全體住院醫師進行評核後檢討，讓住院醫師了解需要再進步加強的項目，和表現好的地方。

　　另外老師們，也聚集開會做年度訓練檢討，討論需要調整改善的項目，包含教案設計、進行流程、設備設施的準備及評核的內容，最重要的是檢討教學成效。

PART 3

內科部重症醫學擬真教案撰寫及執行概況與成效

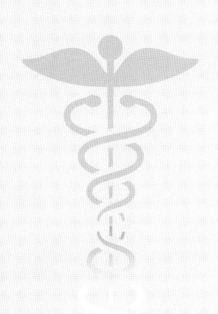

引言

內科部重症醫學模擬訓練課程之源起

馬偕醫院院長室高級專員，前內科部暨重症醫學科主任：侯嘉殷醫師
馬偕醫院內科部副主任，馬偕醫學院醫學系內科學科主任：劉家源醫師

前言

現代社會對醫療體系的期待與要求，隨著知識的普及化與網路資訊的快速取得，與過去已有明顯改變。除了上述專業知識累積及學習所遇到的困難以外，臨床侵入性治療的成熟速率、實作經驗的熟悉程度及判斷能力，面對病患／家屬的溝通解釋技巧，與其他職系的團隊合作，及遇到突發狀況的危機處理能力及成熟度都有需要訓練與強化之處。

課程開發的六步法

第一階段：問題之確認與一般需求之評量

一、問題之確認

內科住院醫師在新的訓練限制（如住院醫師勞動權益保障及工作時間指引等規範）下的挑戰及亟待克服的問題：

1. 內科臨床醫學的快速發展，已經累積愈來愈多的專業知識。新的

治療方式、診療指引及相關知識與科技，持續呈現爆炸性增加的現象。即使是已經取得內科專科醫師資格者，也必須保持終身學習的態度，才能跟得上現代內科醫學的快速成長步伐。這同時也代表，對於還在接受訓練的內科住院醫師，未來將需要學習比過去更多的知識、與熟悉更多的醫療專業技能。

2. 隨著全世界醫學教育改革的浪潮，臺灣近年已開始重視住院醫師學習及訓練相關的工時規定[1]。住院醫師的工時規定日益嚴苛，它雖然有可能改善住院醫師的過勞問題，但工時改革制度同時也將製造出一些新問題：例如因為連續工時減短，因而必須頻繁交班，可能造成醫療失誤增加；或是每週平均工時的下降後，可能導致內科住院醫師學習成長速度與核心能力的熟成速度減緩。在缺乏過去那種長時間連續性照護的醫療與學習模式的訓練方式後，如何確保並持續提升內科醫學醫療照護品質，將成為一個嚴苛的挑戰。

二、現行內科住院醫師重症照護與學習訓練模式

1. 內科住院醫師過去在重症單位接受訓練的模式，及有待改善的學習經驗：在過去七年制醫學系的課程設計中，於五年級（M5）與七年級（M7）都各有三個月的內科病房與內科重症單位的見習與實習訓練。M5與M7加起來合計有六個月的時間，其中最少會有四到六週的內科重症醫學單位白班實習與多次夜班實習訓練。現在新制的六年制醫學系課程設計，馬偕醫學系目前調整成在M5醫學生，就開始實際照護病患的三個月的內科病房實習（沒有重症醫學單位）。直到六年級（M6）醫學生才有二週必修的內科重症醫學單位白班實習與兩次夜班實習訓練（部分同學可能在自選科

時，有一到二次最多四週機會，可以選修重症醫學科）。所以如果不含自選科，醫學生在新制的六年制醫學系課程中，M5與M6兩年間只有十八週內科學的實習訓練。而其中將只有兩週，是內科重症醫學單位的實習訓練[2]。

2. 目前一年制畢業後一般醫學（簡稱PGY）訓練中，三個月的內科訓練場域都是在普通病房，不包括內科重症醫學單位。未來二年制PGY訓練中，尚未明確規定是否包括重症醫學相關訓練與執行方式。此外，對於選內科組的二年制PGY，由於他/她們可以直接成為第二年住院醫師，所以未來很有可能會出現這樣的場景：由M5到PGY2的四年中，只有M6兩週曾在內科重症醫學單位實習經驗的新世代，如果這位學員是內科組的二年制PGY，成為內科住院醫師第一天的職級，就是第二年住院醫師，就有可能立即要面對這些高複雜性與危險性內科重症患者的壓力。

3. 以過去馬偕紀念醫院內科住院醫師的學習成長規劃為例：第一年通常是規劃在內科非重症單位的病房開始學習。實務上，在內科普通病房的學習狀況，白天經由加入病房資深住院醫師及／或指導老師組成的醫療團隊中，實際執行合理數量患者的第一線照護（primary care）進行學習。值班也是規劃在內科普通病房，在主治醫師或資深住院醫師擔任總值的監督與協助下，進行臨床實務與專業知識的學習。所以第一年住院醫師（R1）的主要照護對象，並非重症患者。

4. 過去要到第二年（R2）內科住院醫師（部分表現較優秀者，有可能會提前在第一年快結束前幾個月），才開始進入內科重症醫學單位（如內科加護病房），經由第一線照護重症患者的實務，接受內科重症醫學相關的訓練。但是每位學員輪訓於不同屬性的加

護病房順序性及時間差（同一屆中，第一位與最後一位進入加護病房的住院醫師，可能會有三到六個月的時間差），有可能造成重症專業知識學習與治療技能的成熟速度不同。這是在過去的住院醫師教學檢討會議中，實際曾經多次被反應的問題。

5. R2在進入內科重症醫學單位後的學習模式：傳統上除了自己閱讀教科書與重要期刊外，臨床上經由實際第一線照護重症病人，資深住院醫師及主治醫師的回饋，及在各種會議中進行較深入的個案報告與討論，屬於偏向專業知識的學習方式。在專業技能的學習，通常是在實際照護病患的過程中，藉由運用執行重症照護所需要的專業技能，學習及熟悉各種侵入性治療與處置，進而掌握執行重要且必要的專業技巧與能力。加護病房的患者病程變化較快，病情嚴重且死亡機率也大，如何與患者及家屬及時建立良好醫病關係，溝通討論，共同擬訂對病患最適合的診療計畫，並透過決策分享（Shared Decision Making, SDM）共同面對困難情境，更是內科重症醫學單位學習過程中高難度的挑戰。

6. 由於實習醫學生、PGY1/2到住院醫師的學習時間壓縮，住院醫師獨立思考及危機處理能力成長的時程有可能會延長。然而內科重症醫學單位的患者病情通常較嚴重，病程變化也較快。目前本院在各加護病房皆有專任的重症醫學科主治醫師，上班期間全時段於加護病房工作。這些專任重症醫學科主治醫師，的確可以提升對病患的照顧品質，在提供以病人為中心的高品質照護時較沒有困難；但是他們在身兼住院醫師指導老師角色的同時，是否也應該要因應未來新的學制與住院醫師工作時數限制，設計與規劃出滿足內科住院醫師需要的學習方式，並針對不同學員之學習表現，結合各種教育工具來提升學習成效。所以設計出符合新世代

的內科重症醫學訓練計畫，實有其必要性及迫切性。

三、理想的重症照護之學習模式：為何選擇模擬醫學訓練 （Simulation Based Education, SBE）課程作為內科部重症 訓練的起點？

1. SBE已被廣泛運用在畢業後醫學教育與訓練，近年來也已經有越來越多的醫學教育研究證明，模擬醫學訓練的成果，不只侷限於改善在模擬訓練中心的表現（T1），或是改善臨床照護行為與實務（T2），在部分項目，它已經被證明可以達到提升病患照護品質，與改善公眾健康的效益（T3）[3]。SBE可以符合不同課程的需求，提供局部性訓練（如特定醫療技術的模擬訓練）或全場景（完全體驗一段實際的醫療實景）的訓練[4]。

2. SBE的優點與特色包括：在設計與引導的狀況下，可以部分取代或是加速累積實務學習之經驗[5]；此外，它提供學習者在安全的環境下學習與磨練的機會[6]；最特殊的是，SBE能夠讓學員在這種安全的學習場景中，模擬各種警急或罕見但重要的狀況，反覆進行練習，直到足夠運用於臨床的熟練程度[7-10]。SBE相關醫學教育研究證明，在重症病房單位常需要執行的中央靜脈導管置放[11]、肋膜液抽吸[12]、腹水抽吸[13]與模擬心肺休止狀況之處理[14]，都已經有T3等級的實證研究成果。

3. 結合前述研究證據，馬偕內科部計畫針對R1升R2，及R2升R3的住院醫師，進行短期高強度訓練工作坊，以翻轉教室提供課前自我學習教材，接續模擬醫學訓練（Simulation Based Education, SBE）工作坊。在SBE訓練工作坊進行中，視個案設計的場景需求，適當運用標準化病人（SP）、高擬真假人與各種模具，以微

型教學方式執行SBE訓練及回饋。並於實作前後進行測驗，用來評估學習成效、及提供下階段各重症科訓練計畫修正時的參考，未來也計畫，將SBE訓練成果列爲住院醫師學習歷程記錄資料。

4. 目前用於醫師執照考試的OSCE形式，受限於許多因素（如時間、考試的客觀公平性等），較適合用在特定醫療技術或技能的考核。而時間較長、教案設計較複雜、耗用資源較多的SBE，相對較適合用於住院醫師的訓練。近年來，已經有越來越多醫學教育的研究提供證據，證明SBE是一種在內科住院醫師訓練，可以提供對臨床應用產生正面效益的教育方式。自2016年起，英國的內科專科醫師訓練已經將這種方式，列爲住院醫師的訓練標準[3]。

5. SBE教案題目每年都會依學生的回饋作小幅修正，並計畫定期（每三年）進行完整的檢討訓練題目及重新設計教案。

6. 未來也規劃，依據每個學員在SBE的表現，在臨床工作場域執行成效追蹤考核，嘗試結合執行「跨領域照護（Interprofessional Practice, IPP）」及「住院醫師即教師（Resident as a Teacher）」等訓練。

第二階段：學習者的需求之評量

要確認內科住院醫師學習的理想目標（例如ACGME六大核心能力，與內科醫學會建議對住院醫師建立的核心課程），與目前的實際教學之間存在有多少差異性。

根據之前內科住院醫師焦點訪談的結果，並參酌本院多位醫學教育先進的意見，大家均認爲PGY國考的OSCE形式，並不適合內科部計畫執行的重症醫學訓練。由於已經有許多醫學教育論文提供高強度的

證據，在重症單位常常執行的侵入性治療（e.g. central venous catheter insertion）或急救措施（e.g. cardiopulmonary resuscitation），SBE的訓練成效具有強化臨床學習成果的能力[15]。即使是在專業態度的訓練上（如與病患建立關係或告知壞消息[16]），醫學教育研究也證明SBE是一種有效改善臨床照護行為與實務的方式（T2）。我們期望能夠在安全無虞的訓練環境下，藉由適當設計的SBE教案，讓內科住院醫師加速內科重症醫學的學習，並能夠在有限的時間壓力下，加速建立符合內科重症的核心能力。

第三階段：目標與目的

一、內科住院醫師重症醫學模擬訓練的教學目標

利用在重症醫學臨床常會遇到的情境，使用SP、高擬真假人或適當模具，讓學員在每個教案中，能有足夠時間來面對與體驗。老師也可以從學員在整個教案的處理過程，評核學員應具有的專業知識與技能、醫病溝通的技巧，並立即回饋與輔導。

二、內科住院醫師接受重症醫學模擬訓練的時程

每一位內科住院醫師由第一年晉升到第二年住院醫師時，參加初階SBE（Level I）的課程；由第二年晉升到第三年住院醫師時，參加進階SBE（Level II）的課程。由於第二年與第三年內科住院醫師在重症單位的分工與角色不同，所以SBE I與SBE II的課程內容具有延續性，並以不同的教案區分深度與難度。

第四階段：教育策略

教育方法：呈現課程內容的方式

　　利用週末主治醫師公餘的時段，來執行住院醫師SBE教學。教案的內容都是根據，內科住院醫師在重症單位臨床常會遇到的困難案例，進行設計與撰寫。運用標準病人及模具的搭配來進行模擬訓練。教材案例的內容含量將根據教學計畫來分配調整，每一個教案都依照課程規劃會議討論的結果，與前一年學員的回饋意見，定期修正教案的實作重點。每一個教案的考官都是該專科或重症科的主治醫師，也大多曾參與教案設計與撰寫，因此評分與回饋時，較能掌握要點，給予客觀的評分與建議。

第五階段：實行

一、資源之確認：如何取得院層級與科部層級的共識及支持

1. 在第一年的草創籌備期，由於來不及在年度預算中編列所需訓練經費，故先由內科部現有部務基金支應課程設計、師資訓練及教案撰寫的費用。並獲得醫教部臨床技能中心團隊的大力支持，提供訓練活動所需的場地、行政支援、SP訓練及高擬真假人等訓練必要空間、人員及設備等。

2. 第一年完成初步規劃及執行SBE I成功後，次年起已由本院醫教部正式將此訓練活動經費列入年度預算。同時也鼓勵其他臨床科部或職系，可參考內科部的經驗，設計符合自己特色及需求的SBE教案。

二、題目的選定、師資的組成及訓練、教案的撰寫及修正

1. 題目的選定：除了參考醫學教育研究文獻證明有效益的教案，及其他國家已經開始列為正式訓練的題目外，本院內科部自己選擇教案的題目，多參考自過去曾經有醫療困境或爭議兩難的案例，將其轉變成教案。希望藉由SBE訓練，讓學員在安全的高擬真環境下，學習正確的處理流程，及避免錯誤的發生。

2. 師資及教案：在內科部教學會議的初步討論後，由各次專科選派具有教學熱忱及專業能力的主治醫師，組成師資與教案設計小組。醫教部負責師培的林慶忠副主任及臨床技能中心的王明淑技能主任，也在一開始就加入這個小組，為我們安排師資培訓課程，並協助提供完成設計教案所需的SP訓練、模具及空間。

3. 標準病人（SP）：本課程招募之SP，皆是由臨床技能中心的王明淑技能主任所組織的SP家族團隊中選任。每站測驗之後也需要不同角色SP的立即回饋。所以我們也會藉由SP團隊，定期舉辦之回饋訓練工作坊，來加強SP的回饋能力。

4. 臨床技能中心與行政支援人員：每次的測驗都需要許多同仁的的精心策劃，包括教師與課程時間的安排，工作人員的支援與配合。由於本課程還運用翻轉教室的教學方式，上課前需將對應課程的教材先行製作，先期發給學員以利前測的進行。會場布置、高擬真假人等模具準備、標準病人的協調與費用支付、訓練成果評估表的收集與統計，也是重要的工作。

5. 住院醫師：SBE是設計給由即將晉升到第二年或第三年資深住院醫師參加的課程。時間安排在每年6～7月。每一位準備晉升的住院醫師都需要參與訓練，作為進入重症加護病房實際接觸病患前的預先準備。

6. 設施：運用臨床技能中心的考場來實施，配合相關的標準病人、模具以及其他教學設備等。

7. 資金：自第二年起，所有教案撰寫、師資培育、工作人員的津貼、標準病人費用，皆由馬偕醫院醫教部編列預算，並依照院方支付標準核發。

三、課程的管理

1. 外部與內部的支持：由於院層級與醫教部，大力支持內科部SBE的重症醫學教學活動。教學的初步成果，已經在國內外醫學教育學會進行書面[17]與口頭發表。希望能與國內外醫學教育領域的先進，分享我們的經驗與心得。參加過SBE訓練的住院醫師於檢討會議中，大多對此訓練抱持正面及肯定的的態度。綜合完成SBE訓練過後的住院醫師反應，他們覺得參與SBE訓練，可以加速在重症醫學專業知識與技能的學習速度與廣度。藉由SBE訓練學習，如何向病患與家屬解釋重症病患的狀況，團隊照護在重症醫療的重要性與執行實務，發生醫療失誤時應如何正向積極處理。並於每次SBE結束前，藉由與老師與扮演病患、家屬與其他醫療團隊成員的SP之即時回饋，對自己在這些重症情境中所展現的專業知識技能與醫病互動，得到深入的啟示與不同角度的視野。

2. 管理、溝通與運作：本課程由兩位課程負責人（內科部劉家源副主任與醫教部林慶忠副主任），共同負責設計內科重症SBE訓練的架構，與課程的規劃、實行與成效評估。由一位醫教部的教學管理師搭配臨床技能中心教學助理，協助每次課程的老師與學員的安排。課程負責人先在內科部教學會議中，由各次專科主管推薦有教學能力與熱誠的教師。在師資培訓與課程規劃期間，舉行

數次會議，進行師資培訓、選題、課程規劃與執行細節的修改。第一代SBE在初階課程教師包含：心臟內科、胃腸內科、胸腔內科、感染科以及重症醫學科醫師。在課程設計時，就決定除了每年會依學員反應進行小幅度修正外，每三年會進行大規模檢討與調整課程選題。在第一代初階版SBE（Level I）在課程執行結束後，就開始籌劃進階版SBE（Level II）。於第一代初階版SBE模擬實作次年，進階版SBE正式上線，提供第二年晉升第三年住院醫師訓練。在第一代初階版實施第三年後，於2018年上半進行第一次大規模檢討。除重新檢視教案內容、回饋與學員前後測評量結果外，並檢視實際應用於重症病患之表現。根據過去幾年的測驗結果分析與學員回饋，發現內科重症醫學單位夜間緊急會診原因中，與執行連續性腎臟替代治療（Continuous Renal Replacement Therapy, CRRT）或處理其相關問題的機率偏高，故決定於第二代初階版SBE模擬實作訓練中，邀請腎臟內科醫師加入，撰寫CRRT相關教案。

3. 障礙：

⑴過程中首先遇到的障礙是，教師不夠了解SBE的執行與設計。由於在課程中，結合了翻轉教室，微型教學等多種新型教學元素。這些新型教學元素對臨床工作為主的各次專科主治醫師，有相當程度的不熟悉感。幸而經由師資培訓期的學習與討論，最終教案的完成度仍維持有相當的水準。基本的教案撰寫費用與教學津貼、教學時數認證，只能代表內科部與醫教部對這些參與SBE老師微薄的回饋。SBE課程仍需要具有教學熱誠的各次專科主治醫師持續與積極加入，才能夠讓計畫順利得以延續。

⑵在剛開始實施SBE教學時，由於是排在週末時間，住院醫師曾反應，擔心參加課程會額外增加負擔，或因需要調整值班來參加課程而可能產生困擾。不過在第一代SBE初階課程執行後，由於參與學員的回饋普遍良好，並反應對內科重症醫學的學習有明顯幫助，認為花這些時間來學習是很值得的經歷，並對進階版SBE有熱切的期待。此外，配合工時制度實施，內科部認定參加SBE教學是列在工時計算中，教學管理師也會在排班時將值班與參加SBE教學的學員排開，減少參與課程與臨床工作時程衝突之困擾。

第六階段：評估與回饋

一、確認使用者

本教學評量的結果，會提供給內科部醫教相關主管、重症醫學科教師、與醫學教育部主管來參考，另外也會對成績較差的學員進行補強教學。

二、確認使用法

本教學評量的結果，主要是想對即將進入內科重症單位的住院醫師，在課程前後舉行測驗。並就學員在不同場景下的表現給予回饋與評估，當場或稍後還會對表現較差的學員，進行補強教學。

三、確認資源

由於這兩年，內科住院醫師招生狀況回溫，所以學員人數大幅增

加。除了需要醫教部提高預算外，師資的招募與培訓，也是未來要積極預先準備的議題。

四、確認評估的題目

　　課程的題目是依據內科重症醫療常見的場景，或是過去在重症醫療單位曾經發生問題的實際案例來撰寫與調整。不同年度的住院醫師可能會因為臨床設備與場景，提出反應。課程結束後，撰寫教案的老師也會依據住院醫師的反應，進行調整。相關的重症醫療核心能力概念，通常都會在我們所模擬的情境中，在安全的環境下來體驗與執行，同時接受老師與SP的評估與回饋。

五、資料的分析與報告結果

　　根據過去幾年的測驗結果分析與學員回饋，住院醫師反應在內科重症單位中，CRRT執行機率很高，但原先SBE I缺乏此教案。所以在依據原訂計畫期程，第三年的SBE I執行結束後，進入新版本檢討與修正的會議中，決定加入CRRT相關教案。此外，鑑於內科重症單位工作現場，良好的溝通技巧與抗壓的心理素質也是重要的能力，我們在進階版SBE II也邀請心理諮商師加入評量團隊，並針對每位住院醫師在現場的表現，即時進行回饋與建議。

結語

　　在過去的四年中，重症模擬醫學SBE訓練課程已成為馬偕內科部特色教學之一。將模擬醫學訓練應用於住院醫師的重症病房職場學習

前的教學模式,除可提升住院醫師開始接觸重難症病患的信心,也更能維護複雜度高的病人安全。這些初步的成果除了在國內外醫學教育學會上發表外,SBE I的部分成果也已經撰寫成論文,在2017年刊登於J Med Education[17]。目前這個模擬醫學訓練課程已經依原訂計畫,完成第一輪檢討修正。希望藉由這篇短文,將本院內科部SBE課程之源起,以醫學教育之課程發展——六個階段的方法設計格式,將SBE課程相關規劃與執行,與諸位先進做一個簡短的分享。接下來的章節,將會以SBE I實際使用的教案,做進一步的說明。

致謝

內科部重症醫學模擬醫學訓練課程的建立,有幾位特別要感謝的幕後功臣。

第一位是本院麻醉科暨國際醫療中心的徐永偉主任:徐主任在內科部建立此課程的過程中,對內科部教學團隊,提供他在模擬醫學訓練豐富教育理論基礎,並不吝分享他在麻醉科模擬醫學訓練實務的寶貴經驗,讓我們能在最短的時間內,使內科部重症醫學模擬訓練的實際應用成為可能。

另外也要感謝馬偕醫學系暨本院醫學教育部的吳懿哲主任,他大力支持內科部的發想,並積極挹注教學資源在這個重症醫學模擬訓練課程。本院醫學教育部臨床技能中心王明淑技術主任,在她忙碌工作之餘,犧牲個人休息的時間,在許多個假日與夜晚,共同與內科部教學團隊成員,討論教案的設計與教師培訓方式。並提供完善的場地、模擬教具、招募與訓練標準病人,讓參與訓練的內科住院醫師都能收穫滿滿。

參考資料

1. 衛生福利部，住院醫師勞動權益保障及工作時間指引，2017。

2. 馬偕醫學院醫學系六年制課程（102學年起入學專用），2013。

3. Purva M, Fent G, Prakash A. Enhancing UK Core Medical Training through simulation-based education: an evidence-based approach- A report from the joint JRCPTB/HEE Expert Group on Simulation in Core Medical Training. Joint Royal Colleges of Physicians Training Board（JRCPTB）, Royal College of Physicians of London（RCPL）, the Royal College of Physicians of Edinburgh（RCPE）and the Royal College of Physicians and Surgeons of Glasgow（RCPSG）2016.

4. Beaubien JM, Baker DP. The use of simulation for training teamwork skills in health care: how low can you go? *Qual Saf Health Care 2004; 13* Suppl 1: i51-6.

5. Gaba DM. The future vision of simulation in health care. *Qual Saf Health Care 2004; 13* Suppl 1: i2-10.

6. Weinger MB, Gaba DM. Human factors engineering in patient safety. *Anesthesiology 2014; 120*: 801-6.

7. Aggarwal R, Mytton OT, Derbrew M, et al. Training and simulation for patient safety. *Qual Saf Health Care 2010; 19* Suppl 2: i34-43.

8. Ericsson KA. Deliberate practice and the acquisition and maintenance of expert performance in medicine and related domains. *Acad Med 2004; 79*: S70-81.

9. Issenberg SB, McGaghie WC, Petrusa ER, Lee Gordon D, Scalese RJ. Features and uses of high-fidelity medical simulations that lead to effective learning: a BEME systematic review. *Med Teach 2005; 27*: 10-28.

10. Motola I, Devine LA, Chung HS, Sullivan JE, Issenberg SB. Simulation in healthcare education: a best evidence practical guide. AMEE Guide No. 82. *Med Teach 2013; 35*: e1511-30.

11. Barsuk JH, McGaghie WC, Cohen ER, O'Leary KJ, Wayne DB. Simulation-based mastery learning reduces complications during central venous catheter insertion in a medical intensive care unit. *Crit Care Med 2009; 37*: 2697-701.

12. Duncan DR, Morgenthaler TI, Ryu JH, Daniels CE. Reducing iatrogenic risk in thoracentesis: establishing best practice via experiential training in a zero-risk environment. *Chest 2009; 135*: 1315-20.

13. Barsuk JH, Cohen ER, Feinglass J, et al. Cost savings of performing paracentesis procedures at the bedside after simulation-based education. *Simul Healthc 2014; 9*: 312-8.

14. Mundell WC, Kennedy CC, Szostek JH, Cook DA. Simulation technology for resuscitation training: a systematic review and meta-analysis. *Resuscitation 2013; 84*: 1174-83.

15. Riley B. Using the Flipped Classroom With Simulation-Based Medical Education to Engage Millennial Osteopathic Medical Students. *J Am Osteopath Assoc 2018; 118*: 673-8.

16. Fallowfield L, Jenkins V, Farewell V, Saul J, Duffy A, Eves R. Efficacy of a Cancer Research UK communication skills training model for oncologists: a randomised controlled trial. *Lancet 2002; 359*: 650-6.

17. Liu YY, Liu CY, Hou CJY, et al. Simulation-Based Education with Flipped Classrooms Improve Resident Clinical Performance in Intensive Care: a Pilot Study. *J Med Education 2017; 21*: 1.

Chapter **6**

ICU 急救過程之團隊合作 SOP 與模擬操作

馬偕醫院內科加護病房：劉彥佑醫師

教案題目：急救過程之團隊合作

教案對象：☐新制PGY2　■住院醫師R1升R2　☐住院醫師R2升R3

教案類型：■病人照護　　■專業知識　　　　■人際關係及溝通技巧

　　　　　■專業素養　　■制度下之臨床工作　■從工作中學習及成長

6-1　教學目標

　　面對立即需要急救的病患，是醫師生涯中不可避免的挑戰；而急救，不可能靠一個人就可以完成。上從領導指揮分派工作，下到壓胸電擊抽血給藥，在在都是團隊合作的成果。故本教案針對的對象為沒有經過加護病房訓練的第一年升第二年的內科住院醫師。目標為培養住院醫師在急救場景執行ACLS的能力及領導統御（leadership）。場景設定在內科加護病房，此住院醫師帶著一位實習醫師，協同照護的主要護理師與幫忙的護理師，前往處理生命徵象不穩定的患者。接著由老師操作高擬真假人，給予各種情境考驗。最後藉由課前測驗及模擬演練評分，分析住院醫師的表現和給予回饋。

－ 95 －

一、訓練目的及目標

　　本教案是高擬真假人教案，利用模擬演練的方式，訓練考生在醫護團隊中扮演領導者的角色。本教案的情境，現場除了有高擬真假人外，另有兩名護理師及一名實習醫師，搭配演出醫護團隊中的角色。本教案的訓練目的在於培養將進入ICU的R1住院醫師盡早熟練ACLS的團隊合作技能，讓團隊的救治更有效率。訓練的目標為熟悉加護病房常見的心血管及惡性心律不整等重症疾病。

二、教學重點

1. 心血管疾病之危險因子。
2. 心電圖之判讀。
3. 心肌酵素之判讀。
4. ACLS之操作。
5. 團隊合作及領導統御。

三、問題與討論

1. 急性心肌梗塞之臨床表現、理學檢查，及實驗室判讀。
2. 急救時團隊合作及領導者的角色
    ＊如何安排工作？
    ＊如何正確執行ACLS？
    ＊如何解釋CPR之原因？
    ＊復甦後的處理？

四、教材資源重點整理

1. 課前講義
   - Part 1 – Acute coronary syndrome, STEMI
   - Part 2 – Wide-complex tachycardia
   - Part 3 – ACLS for pulseless ventricular tachycardia
2. ACLS, Part 9: Acute Coronary Syndromes, (6.Diagnostic Interventions in ACS-Updated; 7. Therapeutic Interventions in ACS-Updated; 12. Management of Arrhythmias) 2015, ACC/AHA
3. A New ECG Sign of Proximal LAD Occlusion, NEJM, 2008; 359: 2071-2073

五、基本訓練設備

模擬ICU、高擬真假人、護理師二名、實習醫師一名。

重點筆試測驗題（前測考題）（選擇 4 選 1）

(4) 1. 下列何者不是常見的心血管疾病之危險因子：

　　　1. 高血壓

　　　2. 糖尿病

　　　3. 吸菸

　　　4. 心房震顫

(2) 2. 急性冠心症中STEMI之心電圖，最早出現者爲？

　　　1. Q wave formation

　　　2. Hyperacute T wave

3. ST-T eleavtion

4. T wave inversion

（2）3. Regular wide-complex QRS tachycardia之鑑別診斷何者爲非？

1. Supraventricular tachycardia with bundle branch block

2. Atrial fibrillation with WPW syndrome

3. Ventricular tachycardia

4. Antidromic AVRT

（1）4. 下列敘述何者正確？

1.急性心肌梗塞瞬息萬變，相隔十分鐘的心電圖就可能不同

2.發生急性心肌梗塞的當下，心肌酵素馬上就會上升

3.如果病人只有抱怨喘而沒有胸痛，則可能不像急性心肌梗塞

4.NSTEMI的病人在胸痛三小時內可施打tPA（血栓溶解劑）

（3）5. 沒有脈搏之心室頻脈以下處理何者錯誤？

1.先壓胸以建立循環

2.盡速建立呼吸道，但不應影響壓胸的動作

3.給予雙向同步200焦耳之電擊後繼續CPR五個循環

4.Epinephrine 1mg每三分鐘給予一次

6-2　情境設置

一、告示牌

高擬真模擬站

第 ___2___ 站

65 歲病患曾平安（高擬真假人），在加護病房洗腎，胸痛，突然意識消失

場景配置圖

1. 測驗站門口讀題區。

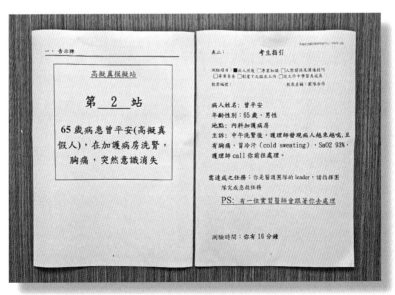

2.65歲病患曾平安（高擬真假人），在加護病房洗腎，胸痛，突然意識消失。

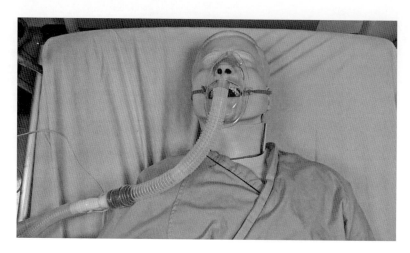

3.加護病房設備，包括生命徵象監視器（心跳、呼吸速度、血壓、血氧濃度）、氧氣設備、呼吸器、電擊器。

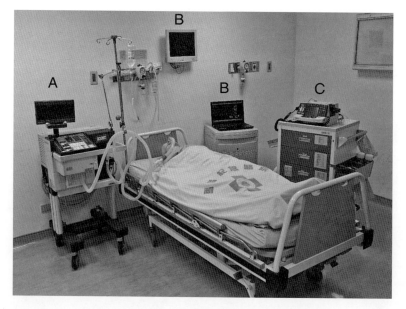

▲A：呼吸器　B：監視器　C：電擊器

4.考官觀察區及測驗後回饋區。

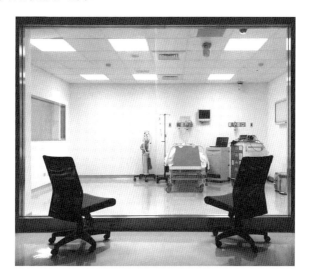

6-3　教案指引

一、考生指引

■背景資料：

- **病人姓名**：曾平安
- **年齡性別**：65歲，男性
- **地點**：內科加護病房
- **主訴**：中午洗腎後，護理師發現病人越來越喘，且有胸痛，冒冷汗（cold sweating），SaO_2 93%，護理師call你前往處理。

■測驗主題：急救過程之團隊合作

- **需達成之任務：**

  你是醫護團隊的leader，請指揮團隊完成急救任務

  PS：有一位實習醫師會跟著你去處理

■測驗時間：16分鐘

■回饋時間：5分鐘

二、考官指引

■本題測驗目的：

■病人照護　■專業知識　　　■人際關係及溝通技巧

■專業素養　■制度下之臨床工作　■從工作中學習及成長

■評分重點提示

1. 本教案是高擬真假人教案，利用模擬演練的方式，訓練考生在醫護團隊中扮演領導者的角色。本教案的情境現場除有高擬真假人外，另有兩名護理師及一名實習醫師，搭配演出醫護團隊中的角色。

2. 本教案的目的在於促進將進入ICU的R1學員盡早學習此團隊技能，且承擔團隊領導者的角色，以利於日後病人照顧時，能適時發揮此團隊技能，讓團隊的救治更有效率。

3. 團隊合作是基礎於Team Resource Management（TRM）的精神，其中關鍵主軸為「領導、守望、互助、溝通」。考官可以近距離觀察由考生為首所指揮的醫療團隊運作狀況。

4. 本題之關鍵評核項目（critical decision point）為評核項目3，請特別留意、把關。

5. 本題預期一般住院醫師之平均表現為3/5分。

6. 請詳讀chec klist項目、評分說明。

■測驗場景：內科加護病房。

■病人基本資料：曾平安65歲，男性。中午洗腎後，護理師發現病人越來越喘，且有胸痛，冒冷汗（cold sweating），SaO_2 93%，護理師call住院醫師前往處理。

■病情摘要：

1. 當住院醫師帶著實習醫師進入加護病房時，護理師會先主動向住院醫師報告病患之基本資料和目前生命徵象。但其他項目包括過去病史、心電圖、實驗室數據等都需要住院醫師主動詢問或是開立抽血項目才會有報告。因為此場景是模擬加護病房場景，故在沒有動脈導管血壓的監視下，住院醫師必須主動口頭說「量血壓」，此時考官所操作之監視器才會顯示目前的血壓；否則監視器上血壓的數字不會主動更新。

2. 在初步處理或等待抽血報告時，病患的生命徵象突然發生變化。心跳從稍快於每分鐘100下上升到每分鐘150下以上，監視器的心律出現變化，病患越來越喘。此時考官可以觀察住院醫師是否有隨時觀察到生命徵象的改變，進而做出合適的醫療處置。

3. 之後劇情演進至發生心室頻脈之心率不整，合併意識喪失且無脈搏呼吸。急救團隊必須在住院醫師的指揮下立即進行急救。急救包括執行CPR、電擊、氣管內管插管及給藥。在急救的過程中，考生有下指令的醫囑（抽血、心電圖、量血壓），護理師才會拿出相對應的報告。

4. 本情境設定為需考生執行正確的「CPR+電擊」（建立呼吸道，給氧速度，壓胸速度等）兩個循環之後，高擬真假人才會恢復心跳，但呼吸微弱且血壓偏低。考生此時應指揮團隊成員做Return of spontaneous circulation（ROSC）之後的照顧與檢查。

5. 在評分項目中「承認極限／及早求助」，考官可依住院醫師是否有在急救時尋求幫助，或是判斷病患心肌梗塞時是否緊急會診心臟內科，或是主動通報主治醫師進行評分。

■道具及器材：病患、點滴架、監視器、急救車、電擊器、呼吸器。

■演出時間：16 分鐘

■回饋時間：5 分鐘

相關檢查報告

（抽血報告，考生有要求時才給）

1. CBC

項 目 名 稱	結果值	單 位	參考值範圍
Hemoglobin	L8.6	g/dL	11.0 — 16.0
HT	25.8	%	34.0 — 50.0
WBC	H 11.90	10^3/uL	4.00 — 10.00
WBC-DC			
Neut	H 79.6	%	55.0 — 75.0
Eosin	0.6	%	0.0 — 5.0
Baso	0.2	%	0.0 — 1.0
Monocyte	5.7	%	0.0 — 10.0
Lymphocyte	L 13.9	%	20.0 — 40.0
Platelet	104	10^3/uL	140 — 450

（抽血報告，考生有要求時才給）

2. Biochemistry　（生化）

項 目 名 稱	結果值	單 位	參考值範圍
Glucose AC	H 143	mg/dL	70 — 99
AST（GOT）	H 43	IU/L	15 — 41
BUN	*Critical HHH 118	mg/dL	8 — 20
reatinine	H 2.8	mg/dL	0.4 — 1.2
Potassium	L 3.4	mEq/L	3.5 — 5.1
Sodium	138	mEq/L	136 — 144
Calcium	L 7.8	mg/dL	8.9 — 10.3

（抽血報告，考生有要求時才給）

3. 1st cardiac enzymes

項 目 名 稱	結果值	單 位	參考值範圍
CK	143	IU/L	38 － 397
Troponin-I	< 0.05	ng/mL	AMI Cutoff: <0.5 ng/mL
			URL（Upper reference limit）: 0.04 ng/mL
CKMB	1.1	ng/mL	<5.4

（抽血報告，考生有要求時才給）

4. ABG（after H/D）

項 目 名 稱	結果值	單 位	參考值範圍
pH	7.540		7.35 － 7.45
$PaCO_2$	27	mmHg	32 － 45
PaO_2	58	mmHg	75 － 100
HCO_3	23	mmol/L	20 － 26
BE	1.5	mmol/L	-2 － +2
SaO_2	93.0	%	

（抽血報告，考生有要求時才給）

5. ABG（During CPR）

項 目 名 稱	結果值	單 位	參考值範圍
pH	7.214		7.35 － 7.45
$PaCO_2$	35.7	mmHg	32 － 45
PaO_2	64.9	mmHg	75 － 100
HCO_3	22.1	mmol/L	20 － 26
BE	-5.2	mmol/L	-2 － +2
SaO_2	91.0	%	

（抽血報告，考生有要求時才給）

6. ABG（ROSC）

項 目 名 稱	結果值	單 位	參考值範圍
pH	7.291		7.35 － 7.45
$PaCO_2$	35.6	mmHg	32 － 45
PaO_2	109.3	mmHg	75 － 100
HCO_3	23.6	mmol/L	20 － 26
BE	-3.5	mmol/L	-2 － +2
SaO_2	96.0	%	

（抽血報告，考生有要求時才給）

7. 2nd cardiac enzymes

項 目 名 稱	結果值	單 位	參考值範圍
CK　　*Critical	HHH 641	IU/L	38 － 397
Troponin-I*Critical	HHH 2.11	ng/mL	AMI Cutoff: <0.5 ng/mL
			URL（Upper reference limit）: 0.04 ng/mL
CKMB	H 61.3	ng/mL	<5.4

（之前的心電圖，考生有要求時才給）

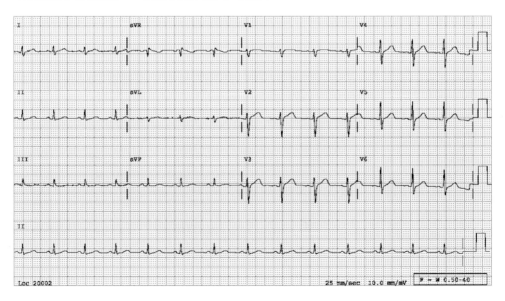

（胸痛的第一張心電圖，考生有要求時才給）

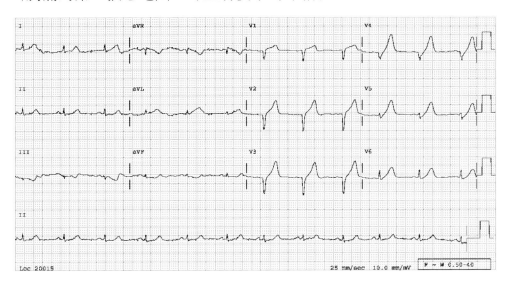

（胸痛的第二張心電圖，約十分鐘，考生有要求時才給）

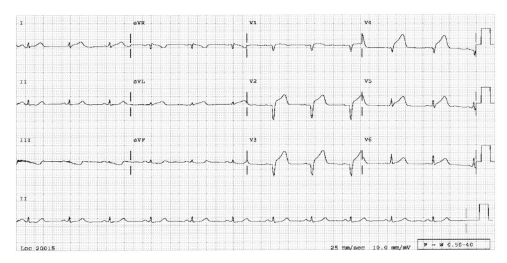

（急救時VT的EKG，考生有要求時才給）

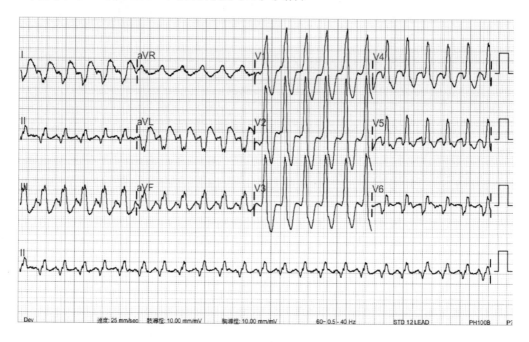

（VT電擊後的EKG，考生有要求時才給）

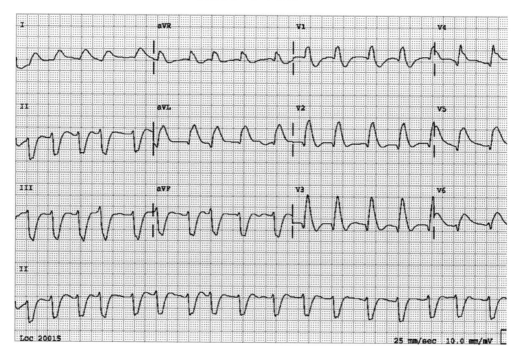

三、模擬團隊急救劇本

事件

病患爲洗腎病患，在加護病房洗腎後，因爲病人越來越喘，且病患有胸痛cold sweating，SaO$_2$ 93% with O$_2$ mask 40%。

時間與演員劇本

A護理師在現場（加護病房），發現病人越來越喘，且病患有胸痛cold sweating，SaO$_2$ 93% with O$_2$ mask 40%。

1. A護理師請B護理師協助call 加護病房負責醫師（R1）前來評估

    B護理師：「某某醫師，第三床的病人很喘，有胸痛，cold sweating，麻煩你來看一下。」

2. R1醫師帶著一位實習醫師到達加護病房，B護理師這時也同時到第三床協助。

3. A護理師問要不要先抽什麼血？（R1醫師說好）

4. 血很難抽，A護理師和B護理師兩位都忙著抽血。

5. R1醫師正在評估病人，此時病患的心跳越來越快。

6. 就在抽血的過程，病患突然意識消失，呼吸緩慢，SaO$_2$在掉，逐漸掉到60%，EKG 從出現很多PVC變成VT，血壓量不到，脈搏摸不到。

7. R1醫師下達CPR，call學長姐幫忙。（如果R1醫師沒有下達，護理師可以直接call學長姐來幫忙）

8. R1醫師應擔任團隊 leader 指揮進行急救。

9. 這時A和B護理師仍在努力抽血，實習醫師也不知道該做什麼才好，等候R1醫師的指令進行分工。

6-4　評分設計

評分表

■測驗項目：65歲病患在加護病房洗腎，胸痛，突然意識消失

■急救過程之團隊合作　■測驗時間：16分鐘；回饋時間：5分鐘

■測驗考生：＿＿＿＿＿＿＿＿＿　　考生編號：＿＿＿＿＿＿＿＿＿

ACGME 考核項目	考核內容及配分比率	評分					
		5	4	3	2	1	N/A
醫師可以適時且有效地處理病患健康問題	1.Knowledge of the environment（了解環境）						
	2.Anticipation of and planning for potential problems（對潛在問題能預先計畫）						
	3.Assumption of leadership role（承擔領導的角色）						
	4.Communication with other team members（與組員溝通）						
	5.Distribution of workload/delegation of responsibility（指定分派工作）						
	6.Attention allocation （保持警覺）						
	7.Utilization of information（訊息的利用）						
	8.Utilization of resources（資源的利用）						
	9.Recognition of limitations/call for help early enough（承認極限 / 及早求助）						
	10.Professional behavior/interpersonal skills（專業行為與人際溝通）						

建議之及格標準：3級分；您認為考生整體表現如何：

整體表現	說明	差1分	待加強2分	普通3分	良好4分	優秀5分
	評分					

評分說明：

5 非常同意：表現值得讚許　　2 不同意：部分需改善

4 同意：表現優良　　　　　　1 非常不同意：需大幅改善與檢討

3 普通：合乎期待　　　　　　N/A：無法針對此項目進行評估

---

checklist 說明

1. 了解環境：能詢問護理師病人狀況，疾病史等。

2. 對潛在問題能預先計畫：能預先請團隊推急救設備，準備插管等，病患快要呼吸衰竭的處理。

3. 承擔領導的角色：能表現領導的能力。

4. 與組員溝通：能積極主動與組員溝通。

5. 指定分派工作：能積極主動分派工作。

6. 保持警覺：對於病患病情變化以及組員的狀況能保持警覺。

7. 訊息的利用：能對抽血報告作出相對應處理。

8. 資源的利用：懷疑病患是急性心肌梗塞（AMI）後：知道利用院內人力資源，會診心臟內科（CV）。

9. 承認極限 / 及早求助：當插管有困難，或是診斷有困難，或是急救過程有困難時，能夠及早call for help。

10. 專業行為與人際溝通：能表現專業行為且與組員溝通良好，讓醫療團隊運作順暢。

評分考官簽名：＿＿＿＿＿＿＿＿

6-5　教學經驗分享

　　我們分析三年來執行的成果（下表），發現住院醫師整體表現為4分—良好，占40.0%，3分—普通（46.7%）和2分—需加強（13.3%）；普通與需加強的比例占一半以上。在擬真操作中，住院醫師能對潛在問題預先計畫，得到3分（60.0%），2分（13.3%）；承擔領導的角色3分（60.0%），2分（13.3%）；與組員溝通3分（53.3%），2分（20.0%）；指定分派工作3分（33.3%），2分（46.7%）；訊息的利用3分（60.0%），2分（13.3%）；承認極限／及早求助4分（26.7%），3分（60.0%），2分（13.3%）；專業行為與人際溝通3分（60.0%），2分（13.3%）。在屬團隊合作的項目，得分為3分（普通）和2分（需加強）的比例都超過一半以上。不過，在了解環境5分（6.7%），4分（46.6%）；保持警覺5分（13.3%），4分（53.3%）；資源的利用4分（53.3%）。在屬個人能力的項目，卻有超過一半的人表現良好。因此，我們發現，第一年升第二年的住院醫師在「個人」的能力相當熟練；但在「團隊合作」的展現，多達一半以上的住院醫師顯得非常生疏，甚至提到他們害怕面對其他職系。

　　回饋分成二部分進行：先讓學員自述這次演練中的感想，老師再指導學員加深印象。第二部分是由其他職系，如護理師和實習醫師，以不同角度觀察學員表現，提出不同面向的回饋。最後強調「領導統御」在團隊合作的重要性，以呼應本高擬真模擬演練設計之目的。

2015 ～ 2017 年住院醫師們的表現之整理

ACGME 考核項目	考核內容及配分比率	評分					
		5	4	3	2	1	N/A
醫師可以適時且有效地處理病患健康問題	1.Knowledge of the environment（了解環境）	6.7%	46.7%	33.3%	13.3%		
	2.Anticipation of and planning for potential problems（對潛在問題能預先計畫）		26.7%	60.0%	13.3%		
	3.Assumption of leadership role（承擔領導的角色）	6.7%	20.0%	60.0%	13.3%		
	4.Communication with other team members（與組員溝通）		26.7%	53.3%	20.0%		
	5.Distribution of workload/ delegation of responsibility（指定分派工作）		20.0%	33.3%	46.7%		
	6.Attention allocation（保持警覺）	13.3	53.3%	20.0%	13.3%		
	7.Utilization of information（訊息的利用）		26.7%	60.0%	13.3%		
	8.Utilization of resources（資源的利用）		53.3%	33.3%	13.3%		
	9.Recognition of limitations /call for help early enough（承認極限/及早求助）		26.7%	60.0%	13.3%		
	10.Professional behavior/ interpersonal skills（專業行為與人際溝通）		26.7%	60.0%	13.3%		

建議之及格標準：3 級分；您認為考生整體表現如何：

整體表現	說明	差1分	待加強2分	普通3分	良好4分	優秀5分
	評分		13.3%	46.7%	40.0%	

評分說明：

5 非常同意：表現值得讚許　　2 不同意：部分需改善

4 同意：表現優良　　　　　　1 非常不同意：需大幅改善與檢討

3 普通：合乎期待　　　　　　N/A：無法針對此項目進行評估

Chapter 7

肺動脈導管之置入及數據判讀

馬偕醫院心臟內科：趙川磊醫師

前言

在重症加護病房的患者中，血行動力學不穩定者尤多，而造成血行動力學不穩定的因素，常常無法以簡單的理學檢查，或血液實驗室檢查獲得快速且精確的答案。血管內壓力的監測成為重症醫療提供加護照護不可或缺的一環。常用侵入性的血流動力監測系統，諸如周邊動脈導管、中央靜脈導管及肺動脈氣球導管（即一般所稱 Swan-Ganz catheter）。

這其中又以肺動脈氣球導管的相關技術，以及知識較為困難且複雜，從術前了解適應症、禁忌症、術中操作技術、此檢查之限制、數據判讀及如何維持系統的正確性，在即將進入加護病房執行醫療行為的較資深住院醫師，應該都要學習並且熟稔此一技術，對於血行動力學不穩定之病人有著較為精準且快速的掌握時，為加護病房訓練中重要的環節。

教案題目：血行動力學之監測：肺動脈導管之置入及數據判讀

教案對象：□新制PGY2　　■住院醫師R1升R2　　□住院醫師R2升R3

教案類型：■病人照護　　■專業知識　　　　□人際關係及溝通技巧

　　　　　□專業素養　　□制度下之臨床工作　□從工作中學習及成長

7-1　教學目標

一、訓練目的及目標

　　學習肺動脈導管之相關知識（適應症、禁忌症、術中操作技術、檢查之限制、數據判讀）並且熟稔肺動脈導管之置入及數據判讀。

二、教學重點

1. 置入肺動脈導管前的準備工作。
2. 置放肺動脈導管時的個人防護與無菌技術。
3. 正確置入肺動脈導管
4. 置入肺動脈導管後的波行判斷及數據讀取。
5. 數據判讀後的鑑別診斷及後續處理。

三、問題與討論

1. 什麼樣的病人需要監測血行動力學？血行動力學不穩定的病人，我們有什麼方法可以快速並且精準的找出可能的原因？請舉出臨床上實際照顧過的病人的例子。並且嘗試說出有哪些常見的方法可以監測病人的血行動力狀態？

2. 什麼樣的情況你會選擇肺動脈導管監測，這樣的侵入性檢查有
　　什麼風險？又，這樣的侵入性檢查有什麼長處？

四、教材資源重點整理

Hemodnamic monitoring課前講義重要內容摘錄：

Outlines：

1. Basic physiology concepts（我們要監測什麼）

2. Pulmonary artery catheter（Swan-Ganz）

Determining Factor of Cardiac Function：BP = CO X SVR

BP：Blood pressure

CO：Cardiac output

SVR：Systemic vascular resistance

肺動脈導管基本構造：

1. 由聚氯乙烯製成，其材質可體溫下軟化。

2. 導管為110cm，外徑為5或7 French（1 French=0.0335mm）。

3. 氣球被固定在離尖端1-2mm，當氣球充氣時，氣球將導管（使
　　用流體拉力）從更大的胸腔內靜脈進入心臟再進入肺動脈。

4. 熱敏電阻在靠近尖端4cm，測量溫度差以確定心輸出量。

5. 導管內面含有四個管腔，於近端有四個分支小導管分別通向
　　導管之各部分，遠側管腔（balloon lumen）它最長，開口於
　　管子最尾端，因插入後其位置在肺動脈故又稱肺動脈腔（PA
　　lumen），由此可抽取到混合靜脈血（mixed venous blood）。

肺動脈導管的放置技巧：

1. 一般來說經由右內頸靜脈或左鎖骨下靜脈式，最容易置放肺動

脈導管的。

2. 導管藉由引導管進入靜脈，氣球先保持消氣狀態直到進入右心房。

3. 當導管進入右心房（約20cm）， 氣球應該被擴張以減少傷及心肌的可能性。

4. 氣球擴張後的導管應迅速經由右心室（約30cm）以及肺動脈（約40cm），最後到達測量肺動脈楔壓所在（約50cm）。

肺動脈壓增加的原因：

1. 體液過多。

2. 源發性肺病。

3. 源發性肺動脈高壓。

4. 肺栓塞，左往右的分流（Left to right shunt）。

5. 二尖瓣瓣膜疾病。

6. 左心室衰竭。

什麼是肺動脈楔壓：

1. 肺動脈導管的氣球在內徑相對較小的肺動脈（指氣球可以阻擋血流的情況）內充氣後，導管尖端所量測到堅力。

2. 因連通管原理，略可估計為左心室舒張末期壓力（LV end-diastolic pressure）。

3. 左心室舒張末期壓力可作為左心室舒張末期體積的指標。

4. 一般肺動脈楔壓為 6-12 毫米汞柱，而肺動脈楔壓若高於18毫米汞柱可視為左心室衰竭的指標。

參考資料

1. Swan HJ et al. The pulmonary artery catheter. *Dis Mon 1991; 37*: 473-543

2. Putterman C. The Swan-Ganz catheter: a decade of hemodynamic monitoring. *J Crit Care 1989; 4*: 127-46.

重點筆試測驗題（前測考題）（選擇 4 選 1）

（ 4 ）1. 下列何者非為進行血行動力學監測時可能遇到的併發症？

　　1. 感染

　　2. 心包膜填塞

　　3. 導管打結或繞圈

　　4. 以上皆有可能發生

（ 4 ）2. 下列何者不是引響血壓的生理因素？

　　1. 心跳速率

　　2. 系統性血管壓力

　　3. 心收縮力

　　4. 體溫

（ 3 ）3. 肺動脈血管之導管置入（Swan-Ganz）置入時，一般可以考慮由那些血管置入？

　　i. 左頸靜脈

　　ii. 右頸靜脈

　　iii. 左股靜脈

　　iV. 右股靜脈

　　v. 左鎖骨下靜脈

      vi. 右鎖骨下靜脈

      1. i+ii   2. i+iii   3. ii+v   4. ii+ iv

（4）4. 下列何者於肺動脈血管之導管艱澀數值中無法直接測量？

      1. 中心靜脈壓

      2. 右心房壓

      3. 肺動脈壓

      4. 左心室舒張終末壓

（4）5. 下列何者為Pulse-induced Contour Cardiac Output（PiCCO）可以測得而肺動脈導管無法測得知數值？

      1. Cardiac index

      2. Systemic vascular resistance index

      3. Pulmonary Vascular Permeability Index

      4. Extravascular Lung Water Index

五、基本訓練設備：

可供中心靜脈導管制入的教學假人、消毒劑（優碘或碘酒及70-75%酒精）、棉球或棉棒、外科手術口罩、髮帽、手術衣、手套、10C.C.空針、擴大器（Dilator）、肺動脈導管、手術包器械及無菌衣巾、外鞘（Sheath）、穿刺針、導引金屬線（Guidewire）、治療巾、麻醉劑。

7-2　情境設置

告示牌

第＿＿3＿＿站

血行動力學之監測

（Hemodynamic monitoring）：

肺動脈導管（Swan Ganz catheter

含 CVC bundle）

置入及模擬操作

場景配置圖

1.測驗站門口讀題區。

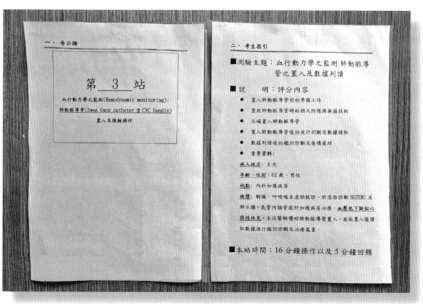

2.用物。

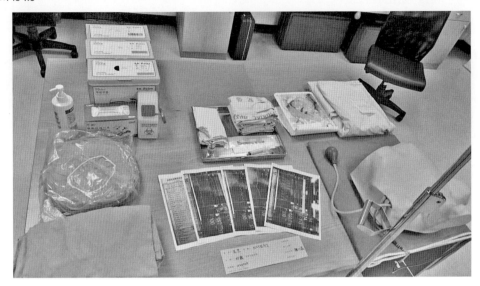

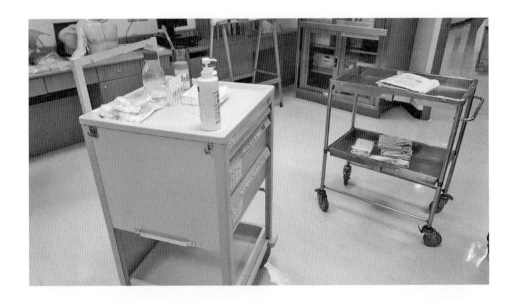

3.考官觀察區及測驗後回饋區。

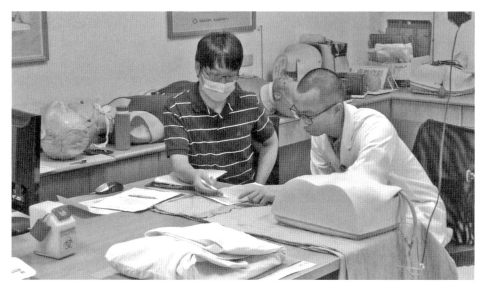

7-3　教案指引

一、考生指引

■測驗主題：血行動力學之監測：肺動脈導管之置入及數據判讀

■說明：評分內容

- 置入肺動脈導管前的準備工作
- 置放肺動脈導管時的個人防護與無菌技術
- 正確置入肺動脈導管
- 置入肺動脈導管後的波行判斷及數據讀取
- 數據判讀後的鑑別診斷及後續處理
- 背景資料：

病人姓名：王○杰

年齡、性別：62歲、男性

地點：內科加護病房

病情：胸痛，呼吸喘至急診就診。於急診診斷NSTEMI及肺水腫。氣管內插管後於加護病房治療，血壓低下疑似心因性休克。主治醫師囑咐肺動脈導管置入，並依置入後讀取數據進行鑑別診斷及治療處置。

■測驗時間：16分鐘　　回饋時間 ：5分鐘

二、考官指引

■測驗主題：肺動脈導管置入與數據判讀

■評分重點提示

1. 本考試目的在於為住院醫師臨床能力之最低標準把關，不在於鑑別優劣。

2. 請掌握本題之測驗目的。本題之關鍵評核項目（Critical decision point）為：8,11,12。

   ◆ 正確置入肺動脈導管。

   ◆ 置入肺動脈導管後的波行判斷及數據讀取。

   ◆ 數據判讀後的鑑別診斷及後續處理。

   請特別留意、把關。

3. 本題預期一般學生之平均表現為＿＿＿。（可由專家共識決定）

4. 請詳讀checklist項目、評分說明。

■本站時間：16分鐘

■評分說明：

1. 有先檢查必要的Equipment & Material

◆ 完全做到：有先檢查

◆ 部分做到：NA

◆ 沒有做到：沒有檢查

2. 有測試Swan-Ganz Balloon是否無破損

◆ 完全做到：有先測試

◆ 部分做到：NA

◆ 沒有做到：沒有測試

3. 有洗手（考生有洗手即可，不需洗手2分鐘）

◆ 完全做到：有洗手

◆ 部分做到：NA

◆ 沒有做到：沒有洗手

4. 有穿無菌衣，戴口罩，戴手套

◆ 完全做到：3樣都有

◆ 部分做到：缺1樣

◆ 沒有做到：缺2樣以上

5. 適當的穿刺部位消毒（用1支棉棒表現即可）

◆ 完全做到：消毒正確

◆ 部分做到：N/A

◆ 沒有做到：消毒不正確

6. 適當的鋪好無菌布單

◆ 完全做到：有鋪好布單

◆ 部分做到：N/A

◆ 沒有做到：無菌布單沒有鋪好

7. 有先用Sterile saline flush Swan-Ganz catheter 管路

   ◆ 完全做到：有先flush

   ◆ 部分做到：N/A

   ◆ 沒有做到：沒有先flush

8. 找尋正確血管：右Jugular vein或左Subclavian vein的穿刺次數：

   ◆ 穿刺次數：（3次或3次以內=2分，4-6次=1分，6次以上=0分）

   ◆ 若不是利用右Jugular vein或是左Subcalvian vein則得0分

9. 下針時角度與解剖位置正確

   ◆ 完全做到：下針時角度與解剖位置正確

   ◆ 部分做到：N/A

   ◆ 沒有做到：下針時角度與解剖位置正確

10. 全程掌控guide wire, 不會讓guide wire 彈射

    ◆ 完全做到：全程掌控guide wire，不會讓guide wire 彈射

    ◆ 部分做到：NA

    ◆ 沒有做到：guide wire 彈射

11. 全程了解置入肺動脈導管過程時，深度及相關解剖位置完全做到
    （請考官在考生置入導管時秀出下列之波形圖，並詢問1.正確的
    解剖位置以及2.正常值，完全答對得兩分）

    ◆ 導管置入約20cm處，屬RA波行判讀且正確說出Normal range

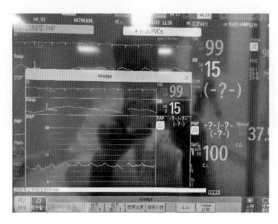

◆ 導管置入約30cm處，RV波行判讀且正確說出Normal range

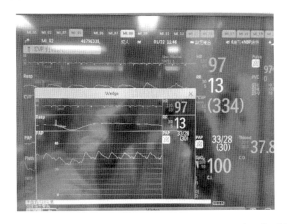

◆ 導管置入約30cm處，RV波行判讀且正確說出Normal range

12. 在適當的解剖位置將Balloon inflation，且無出現Balloon deflate 前回拉導管之情形

　◆ 完全做到：在進入RA之後基本上均可以將Balloon inflate

　◆ 部分做到：N/A

　◆ 沒有做到：只要出現「Balloon deflate前回拉導管」則得0分

13. 了解置入肺動脈楔壓之波行，說出應得取正常數值之時機及正 常爲數值

a. 正常數值（2-12mmHg）

　◆ 完全做到：正確數值範圍

◆ 部分做到：N/A

◆ 沒有做到：錯誤數值範圍

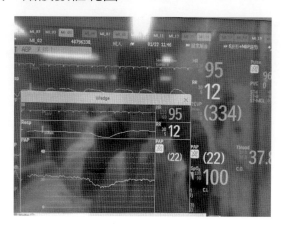

b.有呼吸器患者應於吐氣末期量取，說出圖形中的正確PCWP數值

◆ 完全做到：正確位置讀取且數值讀取正確

◆ 部分做到：兩者中做到其一

◆ 沒有做到：錯誤位置讀取且數值讀取錯誤

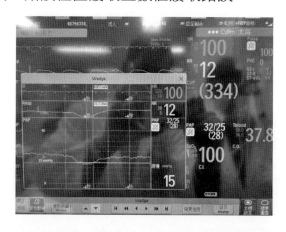

14. 開始取得血行動力學資料，於正確之管路注入生理食鹽水

◆ 完全做到：正確之管路注入

◆ 部分做到：N/A

◆ 沒有做到：錯誤之管路注入

15. 判讀第一次肺動脈導管測得知血行動力學數據，並做出正確判斷
（請考官主動詢問CI/SVRI之正常值範圍及最後診斷）

(1)Cardiac index（2.5-4L/min/m^2）

◆ 完全做到：正確

◆ 部分做到：N/A

◆ 沒有做到：錯誤

(2)Systemic vascular resistance index（1760-2600dyne·sec/cm^5·m^2）

◆ 完全做到：正確

◆ 部分做到：N/A

◆ 沒有做到：錯誤

(3)診斷爲何種休克症狀

◆ 完全做到：符合心因性休克

◆ 部分做到：N/A

◆ 沒有做到：錯誤判讀或不知道

16. 經過治療後，患者血壓穩定且肺水腫改善，病情穩定後藥物增加
ACE-I以及aldosterone antagonist。判讀最後一次肺動脈導管血行
動力學數據，並說出經藥物治療後數據中明顯改善之可能原因，
PCWP下降表示？SVRI下降表示？
（PCWP下降暗示LVEDP下降及Preload下降，SVRI下降暗示
afterload下降，符合上述兩者之藥物效應）

◆完全做到：完全答對

◆部分做到：兩者對一

◆沒有做到：答錯或不知道

7-4 評分設計

評分表

■測驗項目：肺動脈導管之置入及數據判讀

■測驗時間：16分鐘

■測驗考生：_____ 　　准考證編號：_____

評分項目： 操作技能技術表現	評量考生			
	2 完全 做到	1 部分 做到	0 沒有 做到	註解
1. 有先檢查必要的 Equipment & Materials				
2. 有測試 Swan-Ganz Balloon 是否無破損				
3. 有洗手（考生洗手 5 秒即可，不需洗手 2 分鐘）				
4. 有穿無菌衣，戴口罩，戴手套				
5. 適當的穿刺部位消毒（用 1 支棉棒表現即可）				
6. 適當的鋪好無菌布單				
7. 有先用 Sterile saline flush Swan-Ganz 管路				
8. 找尋正確血管：右 Jugular vein 或左 Subclavian vein 的穿刺次數：（3 次或 3 次以內＝ 2 分，4-6 次＝ 1 分，6 次以上＝ 0 分，使用錯誤血管得 0 分）				
9. 下針時角度與解剖位置正確				
10. 全程掌控 guide wire，不會讓 guide wire 彈射				
11. 全程了解置入肺動脈導管過程時深度及相關解剖位置（請考官主動詢問）				
甲、導管置入約 20cm 處，RA 波行判讀且正確說出 Normal Range（0-6mmHg）				
乙、導管置入約 30cm 處，RV 波行判讀且正確說出 Normal Range（17-30mmHg）				

評分項目：	評量考生		
	2	1	0
操作技能技術表現	完全 做到	部分 做到	沒有 做到	註解
丙、導管置入約 50cm 處，PA 波行判讀且正確說出 Normal Range（Systolic 15-30/Diastolic 5-13）				
12. 在適當的解剖位置將 Balloon inflation，且無出現 balloon deflate 前回拉導管之情形				
13. 了解置入肺動脈楔壓之波行，說出應得取正常數值之時機及正常為數值				
甲、正常數值（2-12mmHg）				
乙、有呼吸器患者應於吐氣末期量取，說出圖形中的 PCWP 數值				
14. 開始取得血行動力學資料，於正確之管路注入生理食鹽水				
15. 判讀第一次肺動脈導管測得知血行動力學數據，並做出正確判斷				
i.Cardiac index（2.5-4L/min/m^2）				
ii.Systemic vascular resistance index（1760~2600dyne·sec/cm^5·m^2）				
iii. 診斷為何種休克症狀（心因性休克）				
16. 經過治療後，患者血壓穩定且肺水腫改善，病情穩定後藥物增加 ACE-I 以及 aldosterone antagonist。判讀最後一次肺動脈導管血行動力學數據，並說出經藥物治療後數據中明顯改善之可能原因，PCWP 下降表示？ SVRI 下降表示？				

滿分：42 分，建議之 Angoff 及格標準：＿＿＿＿分（10-15 位專家之平均）

您認為考生整體表現如何：

整體表現	說明	優秀 5 分	良好 4 分	及格 3 分	及格邊緣 2 分	不及格 1 分	註解
	評分						

評分考官簽名：＿＿＿＿＿＿＿＿

7-5　教學經驗分享

重症醫療會用到的相關知識與儀器相當多且複雜，在剛剛成為資深內科住院醫師時，除了對於臨床知識的掌握以外，讓住院醫師較沒把握的，常常是一切侵入檢查的技術。肺動脈導管的置入以及數據判讀，恰恰融合了重症學科的知識與技術。僅僅知道一個方面是無法獨當一面處理血行動力學不穩定的病人的。從術前了解適應症、禁忌症，知道什麼樣的病人需要肺動脈導管儀器的幫忙，到術中操作技術、此檢查之限制、數據判讀，最後作出正確的鑑別診斷以及給予適當的藥物或非藥物治療。整個過程從頭到尾需要長時間，並秉持著以病人為師的精神才能夠徹底融會貫通。

Chapter **8**

呼吸衰竭、困難插管、呼吸器使用與脫離

馬偕醫院亞急性呼吸照護中心病房主任：陳昭賢醫師

前言

　　當你睡眼惺忪的拿起床頭旁的手機，手忙腳亂的將它接通，話筒裡傳來有些急促的聲音：「林醫師，4006A的病人很喘，麻煩你來看一下。」

　　這樣的主訴，相信這是每一位醫師，不管是實習醫學生、住院醫師，或是在主治醫師的階段，都曾在值班的時候處理過的情況。值班的時候處理不熟悉的病人，和平常照顧自己的病人情況略有不同，需要在最短的時間內認識病人、搜集必要資訊、做出初步判斷，並且立即作出正確且有效的處置，這考驗著一名醫師平日的訓練成果。在加護病房的病人中，不同的診斷合併呼吸衰竭的情況，占了超過一半的比例；對於呼吸衰竭病人的初步評估、處置、呼吸器的設定與調整，對於一位即將邁入加護病房訓練的住院醫師來說是相當重要的基本能力。

　　非侵襲性正壓呼吸器（NIPPV）自1990年代開始應用於急性病人後，累積的證據告訴我們，在適當選擇的病人，包括慢性阻塞性肺病急性發作（AECOPD）或心衰竭造成的急性呼吸衰竭，可以降低病人

的插管率、提升病人的照護品質、甚至可以降低死亡率。雖然我們的住院醫師都知道拒絕插管與急救的病人，可以使用非侵襲性呼吸器，但是如何選擇適當的病人接受非侵襲性呼吸器，並非每位住院醫師都能清楚做出決定。此外，有些住院醫師尚未養成使用非侵襲性呼吸器後追蹤評估的習慣，這是一件相當危險的事情，因為我們知道，缺乏評估導致延遲插管，會造成病人更高的死亡率。

依照健保局的統計，全臺灣呼吸器依賴患者，一年花費健保費用約260億左右；而一個使用呼吸器的病人，有42%的時間是花在脫離的過程；其次，若要避免呼吸器相關的併發症，最有效的手段就是盡早脫離呼吸器。因此，在加護病房病人的病情相對穩定後，如何辨識出適合開始進行脫離嘗試與訓練的病人，將會是加護病房住院醫師學習處理重症病人以外，還需要學習的另一個必要能力。

因此，此教案主要著重在三個重點：一、急性呼吸衰竭的處置，包括非侵襲性呼吸器的選用及插管的技術；二、呼吸器的參數與基礎設定；三、呼吸器脫離時機的掌握，以盡早脫離呼吸器。讓住院醫師在有保護的環境下，來體驗急性呼吸衰竭病人的處理流程，期望學員們在學習之後，能夠找出自己尚未純熟的技術或知識，在接下來第二年住院醫師的訓練中能夠更加的精進。

教案題目：呼吸衰竭、困難插管、呼吸器使用與脫離

教案對象：☐新制PGY2　■住院醫師R1升R2　☐住院醫師R2升R3

教案類型：■病人照護　■專業知識　☐人際關係及溝通技巧　☐專業素養

　　　　　☐制度下之臨床工作　☐從工作中學習及成長

8-1　教學目標

一、訓練目的及目標

　　具備處理呼吸衰竭病人的基本能力、穩定的插管技術、並了解各種呼吸輔助器的使用條件與基礎設定，與脫離時機的掌握。

二、教學重點

1. 動脈血氧（ABG）和胸部X光片（CxR）的初步判讀。
2. 非侵襲性正壓呼吸器（NIPPV）和傳統呼吸器（conventional MV）的適應症、禁忌症和使用時機。
3. 呼吸器的基礎設定。
4. 氣管插管的技巧。
5. 呼吸器脫離的時機。

三、問題與討論

1. 在臺灣，很多病人和家屬聽到插管都相當排斥，是不是所有病人都可以先嘗試非侵襲性正壓呼吸器（NIPPV）、BiPAP，真的撐到不行再來插管？

2. 萬一您在幫病人插管的時候，遇到以下的狀況、經過一番努力還是插不上的話，下一步應該如何？

- 牙關緊閉
- 看不到聲帶（vocal cord）
- 看到聲帶，但是氣管內管（endotracheal tube）總是推不進去氣管內
- 總是將氣管內管推到食道中（esophagus）

3. 要等到所有潛在的疾病（underlying disease）都完全改善以後才可以開始脫離呼吸器嗎？

四、教材資源重點整理

課前參考資料重要內容摘錄：

呼吸衰竭的定義

Hypoxemia: $PaO_2 < 60$ mmHg while $FiO_2 > 60\%$

Hypercapnia: $PaCO_2 > 50$ mmHg with pH < 7.35

非侵襲性正壓呼吸器（NIPPV）的適應症：

Acute use

1. AE of COPD with CO_2 retention

2. Acute pulmonary edema

3. Post extubation

4. Hypoxemic respiratory failure（contraversal）

Chronic use

1. Neuromuscular disorders

2. Chest wall disease

3. Obesity hypoventilation syndrome

非侵襲性正壓呼吸器（**NIPPV**）的禁忌症：

1. Cardiac or respiratory arrest

2. Inability to cooperate, protect the airway, or clear secretions

3. Severely impaired consciousness

4. Nonrespiratory organ failure

5. Facial surgery, trauma, or deformity

6. High aspiration risk

7. Prolonged duration of mechanical ventilation anticipated

8. Recent esophageal anastomosis

使用 **NIPPV** 後需追蹤患者狀況，評估 **NIPPV** 是否成功，若失敗需及早考慮插管！

氣管內插管的適應症：

1. During general anaesthesia

2. Cardiac or respiratory arrest

3. Existing or anticipated airway obstruction

4. Patient at risk of pulmonary aspiration

5. Inadequate oxygenation or ventilation

插管前的準備：

S：Suction

T：Tools for intubation（laryngoscope blades, handle, video laryngoscope and other preferred devices）

O：Oxygen source for preoxygenation and ongoing ventilation

P：Positioning

M：Monitors, including ECG, pulse oximetry, blood pressure, $EtCO_2$, and esophageal detectors

A：Assistant; Ambu bag with face mask; Airway devices（ETTs, syringe, stylets, LMA）; Airway assessment

I ：Intravenous access

D：Drugs, including induction agent, neuromuscular blocking agent, and desired adjuncts（eg, IV fluids, vasopressor, fentanyl）

呼吸器一般初始設定：

- ◆ Control mode
- ◆ Tidal volume: 8mL/kg ideal body weight（4-6ml/kg if ARDS）
- ◆ Respiratory rate: 12-16/min
- ◆ PEEP: 5 to 10 cm H_2O
- ◆ Flow to achieve I:E ratio 1:2 to 1:3
- ◆ FiO_2: may 1.0 initially than lowest as needed

適合開始脫離呼吸器的病人：

1. The cause of the respiratory failure has improved

2. $PaO_2/FiO_2 \geq 150$ or $SpO_2 \geq 90\%$ on $FiO_2 \leq 0.4$ and positive end-expiratory pressure（PEEP）≤ 5 cmH_2O

3. pH >7.25

4. Hemodynamic stability（no or low dose vasopressor medications）

5. Able to initiate an inspiratory effort Additional criteria（optional criteria）

6. Hemoglobin ≥8 to 10 mg/dL

7. Core temperature ≤ 38 to 38.5 ℃

8. Mental status awake and alert or easily arousable

9. Rapid shallow breathing index（RSBI）= frequency（breath/min）/ tidal volume（L）< 105（RSBI > 105 is associated with weaning failure）

參考資料

1. Kabrhel C, et al. Videos in clinical medicine. Orotracheal intubation. N Engl J Med. 2007 Apr 26;356（17）：e15.

2. Robert C Hyzy. Noninvasive ventilation in acute respiratory failure in adults. UpToDate. Dec 19, 2017.

3. Steven Orebaugh. Direct laryngoscopy and endotracheal intubation in adults. UpToDate. Dec 01, 2017

4. Scott K Epstein. Weaning from mechanical ventilation: Readiness testing. UpToDate. Feb 02, 2017.

五、基本訓練設備

安妮、喉頭鏡、葉片、氣管內管、通條、10cc空針、xylocaine jelly、氧氣設備、甦醒球、非侵襲性正壓呼吸器及面罩、一般呼吸器。

重點筆試測驗題（前測考題）（選擇 4 選 1）

（ 3 ）1. 下列何者不是呼吸衰竭適合使用BiPAP的時機：

　　1. 慢性阻塞性肺病急性發作

　　2. 心衰竭併肺水腫

　　3. 肺炎併敗血性休克

　　4. 簽署放棄急救同意書的末期肺癌病患

（ 3 ）2. 若是在幫病人插管時，嘗試兩次失敗後，護理師告知SpO_2只有85%，你應該？

　　1. 請護理師call麻醉科醫師來幫忙

　　2. 請外科醫師在bedside做緊急氣切

3. 扣mask、Jaw thrust、壓ambu

4. 和病人家屬討論簽署DNR

(1) 3. 一個170公分60公斤的男性病患，因肺炎呼吸衰竭接受插管後使用呼吸器，以下呼吸器設定何者不適當？

1. Tidal volume 800 ml

2. VCV mode

3. PEEP 5 cmH_2O

4. FiO_2 1.0

(4) 4. Weaning parameter可以預測脫離呼吸器的可能性，以下何者不代表適合的情況？

1. PaO_2 / FiO_2 = 300

2. VC = 11 mL/kg

3. PEEP = 0 cmH_2O

4. f/VT = 130

(1) 5. 以下何者非長期插管使用呼吸器的併發症？

1. 胃潰瘍

2. 肺炎

3. 氣管軟化

4. 呼吸肌肉無力

8-2　情境設置

告示牌

高擬真模擬站

第　1　站

78 歲病患胡榕格
（高擬真假人），喘

場景配置圖

1.測驗站門口讀題區。

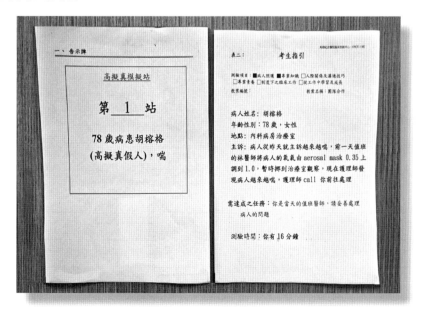

2. 病人越來越喘，暫時挪到治療室觀察。

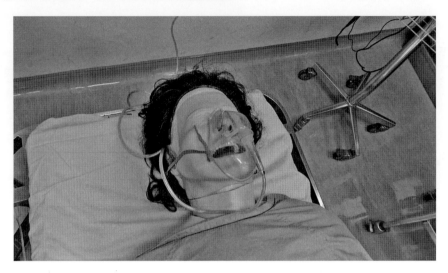

3. 設有呼吸器。

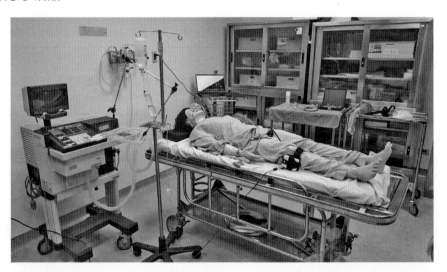

4.考官觀察區及測驗後回饋區。

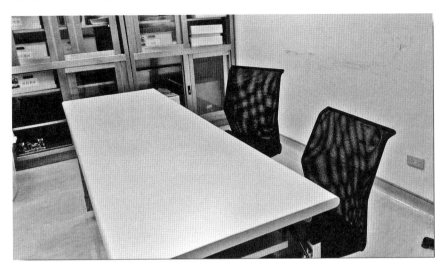

8-3 教案指引

一、考生指引

■背景資料：

● **病人姓名**：胡榕格

● **年齡性別**：78歲，女性

● 地　　點：內科病房治療室

● 主　　訴：病人從昨天就主訴越來越喘，前一天值班的林醫師將
病人FiO_2 aerosal mask的氧氣由0.35上調到1.0，暫時挪
到治療室觀察，現在護理師發現病人越來越喘，護理
師call 你前往處理

● **需達成之任務**：你是當天的值班醫師，請妥善處理病人的問題

■測驗時間：16分鐘

■回饋時間：5分鐘

相關檢查報告

■病患基本資料

■病人姓名：胡榕格

■年齡性別：78歲，女性

- 住雙連安養院
- Smoking: 1.5 PPD for 40 years, quit it for 3 years
- 過去病史：

  1. COPD 5年

  2. Hypertension 10年

  3. Old TB

  4. Atrial fibrillation
- 入院診斷（急診收入院）：

  ⑴COPD with AE（2）Pneumonia
- 治療計畫：

  1. 抗生素（Augmentin）

  2. 吸入型支氣管擴張劑

  3. IV methylprednisolone 1 vial Q12H

  4. Supplemental oxygen
- 病人治療一週後，已退燒，痰量減少也變成白色了
- T: 37.2℃; P: 120/min; RR: 32/min; BP: 111/77 mmHg
- BW: 47 kg, Ht: 160 kg
- PE:

  Conscious alert, tachypnea with accessory respiratory muscle use

  Chest auscultation: Bilateral diffuse wheezing

Heart sound: irregularly irregular heart beats, no murmur

Legs: no pitting edema

■病患基本資料（第三天）
■病人姓名：胡榕格
■年齡性別：78歲，女性

- 病人在加護病房治療後，病況改善，比較不喘了

- 沒有升壓劑使用

- T: 37.3℃; P: 89/min; RR:16/min; BP: 121/81 mmHg

- PE:

   Conscious alert, smooth breath pattern

   Chest auscultation: some rhonchi over RLL, no wheezing

   Heart sound: irregularly irregular heart beats, no murmur

   Legs: no pitting edema

- 抽血報告（考生有要求時才給）

1. CBC

項 目 名 稱	結果值	單 位	參考值範圍		
Hemoglobin	10.0	g/dL	11.0	−	16.0
HT	30.0	%	34.0	−	50.0
WBC	5.50	10^3/uL	4.00	−	10.00
WBC-DC					
Band	0.0	%	0.0	−	6.0
Neut	73.0	%	55.0	−	75.0
Eosin	0.3	%	0.0	−	5.0
Baso	0.4	%	0.0	−	1.0
Monocyte	11.8	%	0.0	−	10.0
Lymphocyte	13.7	%	20.0	−	40.0
Platelet	123	10^3/uL	140	−	450

2. Biochemistry（生化）

項 目 名 稱	結果值	單 位	參考值範圍
【SERUM】			
Glucose（AC）	H 139	mg/dL	70 － 99
AST（GOT）	22	IU/L	15 － 41
CK	38	IU/L	38 － 397
Troponin-I	0.03	ng/mL	AMI Cutoff: <0.5 ng/mL
		URL（Upper reference limit）:	0.04 ng/mL
CRP	H 1.99	mg/dL	<0.80
Creatinine	0.7	mg/dL	0.4 － 1.2
GFR			
Estimated GFR（MDRD）	78.7	mL/min	
K	4.0	mEq/L	3.5 － 5.1
Na	136	mEq/L	136 － 144
CKMB	0.8	ng/mL	<5.4 －
CKMB mass/Total CK	2.2	%	

3. ABG

項 目 名 稱	結果值	單 位	參考值範圍
pH	7.079		7.35 － 7.45
$PaCO_2$	127.6	mmHg	32 － 45
PaO_2	134.3	mmHg	75 － 100
HCO_2	36.8	mmol/L	20 － 26
BE	6.8	mmol/L	-2 － +2
SaO_2	97.2	%	

4. ABG（BiPAP 一小時之後）

項 目 名 稱	結果值	單 位	參考值範圍
pH	7.254		7.35 － 7.45
$PaCO_2$	84.2	mmHg	32 － 45
PaO_2	83.6	mmHg	75 － 100
HCO_2	36.4	mmol/L	20 － 26
BE	9.2	mmol/L	-2 － +2
SaO_2	94.1	%	

5. ABG（MV 後，第三天）

FiO$_2$: 0.4, PEEP: 5 cmH$_2$O

項　目　名　稱	結果值	單　位	參考值範圍
pH	7.545		7.35　—　7.45
PaCO$_2$	41.7	mmHg	32　—　45
PaO$_2$	92.6	mmHg	75　—　100
HCO$_2$	35.3	mmol/L	20　—　26
BE	12.8	mmol/L	-2　—　+2
SaO$_2$	97.4	%	

● 放射線報告（考生有要求時才給）

CxR

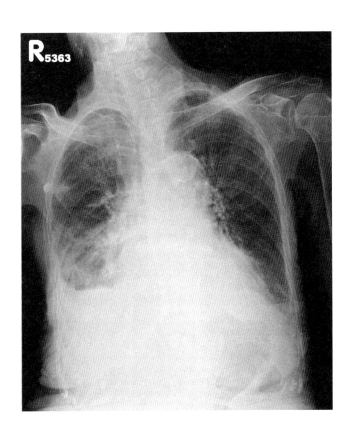

● 心電圖報告（考生有要求時才給）

EKG

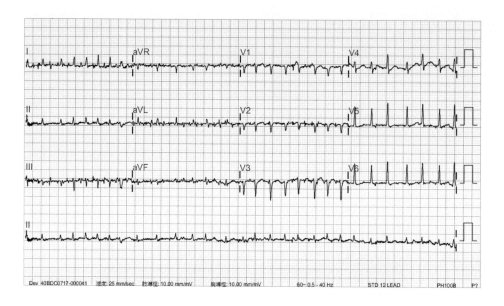

● 呼吸治療報告（考生有要求時才給）

Weaning Parameter（MV後，第三天）

項 目 名 稱	結果值	單 位
PiMax	-30	cmH_2O
PeMax	+20	cmH_2O
VE	7.3	L/min
RSI	97	breaths/min/L
VT	316	ml
SaO_2	94.1	%

二、考官指引

測驗目的：

■病人照護　□專業知識　□人際關係及溝通技巧　□專業素養

□制度下之臨床工作　□從工作中學習及成長

教案編號：_____

教案名稱：呼吸衰竭、困難插管、呼吸器使用與脫離

■**病人姓名：**胡榕格　78歲，女性

■**地　　點：**內科病房治療室

■**主　　訴：**病人從昨天就主訴越來越喘，前一天值班的林醫師將病人Fio_2 aerosal mask的氧氣由0.35上調到1.0，暫時挪到治療室觀察，現在護理師發現病人越來越喘，護理師call 你前往處理

● **考生需達成之任務：**

Part I：考生應擔任第一線值班醫師，決定呼吸衰竭的病人的處置，並進行插管的動作

Part II：考生應擔任病人於加護病房的照護醫師，決定何時開始進行呼吸器的脫離

● 在Part I，考生應初步詢問並了解病人的情況、進行理學檢查，並取得初步ABG、CxR的資料後，可以先考慮使用BiPAP（需詢問並排除Contraindication）或是直接插管。選用BiPAP時，應在30-60分鐘左右追蹤ABG，決定是否改用插管。

● 高擬真假人設定為困難插管狀態，若是直接插管或是BiPAP追蹤ABG的情況下，SpO_2自80%開始。若是病人不呼的情況，SpO_2自60%開始。考生必須先扣Mask、Jaw thrust、壓ambu，待SpO_2達到

95%以上，再開始進行插管動作。完成後，要確定Endotracheal tube
是否成功置放入氣管（聽診、看胸部起伏）。若考生插管進行太
久，可以調低SpO_2，若考生沒有停止插管，改壓ambu，可以宣布病
人死亡。

- Initial MV setting只要在合理範圍內皆可以接受，需追蹤ABG。
  （Control mode（PCV或VCV皆可），Tidal volume: 200-400 mL
  （8 mL/kg ideal body weight, 4-6ml/kg if ARDS），RR: 12-16/min,
  PEEP: 5-10 cm H_2O, Flow to achieve I:E ratio 1:2-1:3, FiO_2: lowest as
  needed, 有追蹤ABG的話1.0亦可）

- 在Part II，考生被問及病人是否適合開始Weaning Ventilator時，考生
  應該確認病人的vital signs、ABG和Weaning Parameter後，決定是否
  開始進行Weaning。

■測驗時間：16分鐘

説明

　　本教案是高擬真假人教案，利用模擬演練的方式，訓練考生在醫
護團隊中扮演決策者的角色。本教案的情境現場除有高擬真假人外，
另有一名護理師，搭配演出醫護團隊中的角色。

三、SP 指引（劇本）

Part I　第 1 天病房

■地　　點：內科病房治療室
■事　　件：病患為慢性阻塞性肺病病人，此次因肺炎、慢性阻塞性
　　　　　　肺病急性發作住院，病人治療一週後，已退燒，痰量減
　　　　　　少也變成白色了。從昨天起主訴越來越喘，前一天值班

　　的林醫師將病人Fio_2 aerosal mask的氧氣由0.35上調到
1.0，暫時挪到治療室觀察，現在發現病人越來越喘，
SpO_2 100%

時間與演員劇本

1. 護理師在現場（治療室），發現病人越來越喘，SpO_2 100% with O_2 aerosal mask with O_2 100%。

2. 護理師：「某某醫師，治療室的病人很喘，麻煩你來看一下。」

3. 醫師到達治療室，護理師這時也同時進入治療室協助。

4. 醫師可以詢問病史，依照病患基本資料中回答。若不包含在基本資料中則回答：「不知道」或是「沒有交到班」。

5. 醫師可以進行PE，依照病患基本資料中回答。若不包含在基本資料中則回答：「正常。」

6. 醫師可以詢問抽血結果或是進行抽血，依照醫師要求提供結果。沒有要求時則不予提供。

7. 若醫師沉默超過30秒或是放空時，詢問：「某某醫師，接下來要怎麼辦？要不要聯絡家屬？」

8. 醫師正在評估病人。

9. 醫師決定使用BiPAP：將BiPAP面罩戴到病人身上，詢問：「某某醫師，還要做什麼事？」

10. 若醫師沒有計畫幫病人追蹤ABG時，護理師：「剛剛兩個小時前用BiPAP的病人不呼吸了。」

11. 醫師決定直接插管：可以依照醫師的指示幫忙遞東西、壓ambu

12. 醫師正在幫病人插管。

13. 醫師成功幫病人插管並確認位置。

14. 護理師：「某某醫師，RT在問，一開始呼吸器打算怎麼設定？」

Part II　第 3 天加護病房

■地　　點：內科加護病房

■事　　件：病患在加護病房治療後，病況改善，R2醫師剛好白天也在加護病房上班。

時間與演員劇本

1. 護理師：「某某醫師，RT問32床，就是上次你插管轉進來的阿嬤，可不可以Weaning？」

2. 醫師可以詢問病史，依照病患基本資料中回答。若不包含在基本資料中則回答：「不知道」或是「沒有交到班」。

3. 醫師可以進行PE，依照病患基本資料中回答。若不包含在基本資料中則回答：「正常。」

4. 醫師可以詢問抽血結果或是進行抽血，依照醫師要求提供結果。沒有要求時則不予提供。

5. 若醫師沉默超過30秒或是放空時，詢問：「某某醫師，你沒有辦法決定的話，要不要打電話問VS？」

6. 醫師正在評估病人。

評分標準

1. 了解環境：能詢問護理師病人狀況、疾病史等。

2. 對潛在問題能預先計畫：能預先請團隊準備插管、急救設備，病患快要呼吸衰竭。

3. 承擔領導的角色：能表現領導的角色。

4. 專業行為與人際溝通：能表現專業行為且與組員溝通良好。

5. 保持警覺：對於病患狀況以及組員狀況的變化保持警覺。

6. 訊息的利用：能對抽血報告作出決策。

7. 承認極限／及早求助：當插管有困難時，或是診斷有困難時，或是急救過程有困難時，能夠及早call help。

說明

本教案是高擬真假人教案，利用模擬演練的方式，訓練考生在醫護團隊中扮演決策者的角色。本教案的情境現場除有高擬真假人外，另有一名護理師，搭配演出醫護團隊中的角色。

8-4　評分設計

評分表

■測驗項目：呼吸衰竭、困難插管、呼吸器使用與脫離
■測驗時間：16分鐘；回饋時間：5分鐘

■測驗考生：＿＿＿＿＿＿＿＿＿＿　　考生編號：＿＿＿＿＿＿＿＿＿＿

評分項目：（10-15 項）	評量考生			
	2	1	0	
操作技能技術表現	完全做到	部分做到	沒有做到	註解
1. 根據病史及身體檢查確定病人有呼吸衰竭的情況				
2. 確認是否有 DNR 註記或拒插管				
3. 考慮病人有 NIV 的 indication、並確認無 contraindication				
4. 使用 NIV 後有 f/u ABG				
5. 在血氧濃度低的時候，是否有確實扣 mask、Jaw thrust、壓 ambu				
6. 事前準備：確認氣管內管尺寸、確認通條位置、測試 cuff、檢查喉頭鏡光源				

評分項目：（10-15項）	評量考生 2 1 0			
操作技能技術表現	完全做到	部分做到	沒有做到	註解
7. 以壓額抬頸法打開呼吸道、檢查口腔內無異物或摘除活動假牙				
8. 置入氣管內管後決定深度（20-24cm）				
9. 確認氣管內管放入位置				
10. 呼吸器的 initial setting 在合理範圍內				
11.Weaning 前確認 vital signs，有無升壓藥、ventilator setting				
12. 正確判讀 weaning parameter				
13. 正確決定病人可以開始 weaning				

建議之及格標準：3級分；您認為考生整體表現如何：

整體表現	說明	優秀 5分	良好 4分	及格 3分	及格邊緣 2分	不及格 1分	註解
	評分						

評分考官簽名：_____

8-5 教學經驗分享

　　呼吸衰竭的初步評估與處置，以及插管的技術，其實是一位內科住院醫師每天白天在病房或是值班當中，都可能遇到的場景。因此，這個教案做為學員第一年住院醫師訓練成果的驗收，同時提醒學員在接下來加護病房訓練中應該學習的重點，例如呼吸器的設定、調整，以及脫離呼吸器的每日評估。以下分享三點教學心得：

一、學員臨場能力差異頗大，有些人需要調整心態

一開始病情評估與判定的階段，有些學員不僅能夠精確向護理師提問、蒐集必要臨床資訊，接著迅速作出決定，甚至還向家屬解釋病情，立刻作出適當的處置，不到十分鐘已經進到了第二部分加護病房的劇情；但也有學員拿到動脈血氧報告後，嘴中嘀咕、重複同樣的音節，或是反覆詢問類似的問題，卻遲遲無法下定決心做出相對應的處置，看著時間一分一秒的流逝，著實爲他們捏一把冷汗。

應該是學員過去一年的日常場景，他們卻表現出如此大的差異，我想是因爲平常病房有主治醫師或是資深的住院醫師，值班有總值班醫師可以依賴或是幫忙發號施令，因此日子就算渾渾噩噩也可以過下去。有些學員在進行這個教案的時候，心態上尚未轉變，還沒辦法適應領導醫療團隊的角色。因此對這些學員應該多加鼓勵，因爲接下來他們逐漸邁向資深住院醫師，不僅要練習獨自作決定、自己負責，也要開始指導資淺醫師的醫療決定。

二、很多學員對呼吸器設定相對陌生，接下來得開始熟悉呼吸器設定

有超過一半的學員被護理師問到，要如何設定呼吸器的時候，露出了一臉詫異與茫然的表情。我想是因爲本院有相當老練的呼吸治療師團隊，平時住院醫師只要幫病人插完管，就可以脫去手套及隔離衣去處理醫囑，接下來護理師就會請呼吸治療師來作後續的呼吸器設定，完全不需經手醫師。

這樣的狀況，只要在有能力強大的呼吸治療團隊的醫院都有可能會發生。甚至有些第二、三年的住院醫師，對於呼吸器的模式選用、

波形的判讀與參數的調整仍是一知半解，這樣是不行的，畢竟最後必須做出醫療決策的仍然是醫師。假若呼吸治療師要來跟醫師討論後續治療的方向，做為一位醫師總不能說：「你講的我聽不懂，你幫我決定就好。」透過這段劇情，這些學員了解到自己對呼吸器的生疏，進到加護病房後也都能把握機會熟悉呼吸器的判讀與設定。

三、某些學員過於專注插管過程，忽略病人整體病況，需要適時停下

大多數的學員經過一年的訓練，對一般插管已經相當熟練。不過本教案採用高擬真假人，在舌頭的部位打飽氣、模擬困難插管的狀況，對於插管相當熟練的資深醫師也有一定的困難度。因此不少學員多少要用超過一分鐘的時間來完成插管的動作。在插管的過程，隨著時間過去，我會逐漸調低顯示的SpO_2，低於90%時顯示器還會發出警示音，大部分的學員這時候會放下喉頭鏡與氣管內管，拿起甦醒球與面罩、壓額抬顎的幫病人做人工換氣，等到我把SpO_2調回100%時，再開始下一次的插管嘗試。

但是有些學員非常專注在處理困難插管，完全無視於顯示器的警報聲響，等到SpO_2逐漸下降到60%，我只好開始把血壓下調、心跳變慢，學員這時候才會驚覺到，趕快幫病人扣面罩做人工換氣。不過有一名學員，完全沒有停下手邊的動作，還是滿頭大汗的繼續嘗試插管，最後我只好跟他宣布病人已經死亡了。

這種稱做「隧道效應」，沉浸在自己的世界中、完全忽視周遭變化與時間流逝的情況，其實是人處在專注，或是時間匱乏的壓力下容易產生的情況。我們要讓學員了解到人的認知設計就是會遇到這樣的

情況，可以請團隊的人在適當的時候提醒，例如$SpO_2 < 85\%$，這時候就算差一點就可以放好氣管內管，也要立刻停下來扣面罩做人工換氣。畢竟維持病人足夠的血氧濃度，才能安全的幫病人插管。

　　總而言之，這個教案對於一個經過良好訓練的準第二年住院醫師而言，是相對簡單的挑戰。

Chapter **9**

敗血症照護

馬偕醫院一般內科及感染科：黃增裕醫師

前言

　　敗血症（Sepsis）為一種致死率極高的臨床疾病，其成因為病患受到感染而引起發炎反應，此發炎反應會造成病患急性多重器官衰竭，具有極高的死亡率。若敗血症發生於老人、孩童或免疫不全之患者，則症狀可能並不明顯。嚴重的敗血症會導致周遭組織的血液灌流不足進而產生急性多重器官衰竭。目前國內關於敗血症的診斷及治療，大多是根據《敗血症存活陣營處理指引》（Surviving Sepsis Campaign：International Guidelines for Management of Severe Sepsis and Septic Shock）來處理。加護病房是住院醫師開始學習重症醫療的主要地方，為了讓住院醫師開始學習治療敗血症的病人，有基本的認識和處置能力，所以開發這個教案，期望學員們在學習後，能夠對敗血症的病人治療更得心應手和有信心。

教案題目：敗血症處置和照護

教案對象：□新制PGY2　　■住院醫師R1升R2　　□住院醫師R2升R3

教案類型：■病人照護　　■專業知識　　　　□人際關係及溝通技巧

　　　　　　■專業素養　　□制度下之臨床工作　□從工作中學習及成長

9-1　教學目標

一、訓練目的及目標

認識敗血症及具備處理敗血症之能力。

二、教學重點

1. 認識敗血症症狀和定義。
2. 敗血症處理原則。

三、問題與討論

1. 敗血症可能的症狀和定義？
2. 如何處置或治療敗血症？主要目標？
3. 如何解釋或告知病人與家屬敗血症和可能預後？

四、教材資源重點整理

敗血症和敗血性休克.pptx（課前參考資料）重要內容摘錄：

敗血症是感染導致死亡的主要原因，特別是不能及時辨別和盡早治療。

敗血症的定義：

1. 宿主對感染的反應失調，導致威脅生命的重要器官功能失常。

2. qSOFA（Quick SOFA）criteria（screening for sepsis）

   Respiratory rate > 22/min

   Altered mentation

   Systolic blood pressure < 100 mm Hg

3. Organ dysfunction or failure 評估：Sequential organ failure assessment（SOFA）

Table 1.Sequential [Sepsis-Related] Organ Failure Assessment Score[a]

System	Score				
	0	1	2	3	4
Respiration					
Pao$_2$/Fio$_2$, mmHg（kpa）	≥ 400(53.3)	< 400(53.3)	< 300(40)	< 200(26.7)with respiratory support	<100(13.3)with respiratory support
Coagulation					
Platelets, ×10^3/μL	≥ 150	< 150	< 100	< 50	< 20
Liver					
Bilirubin,mg/dL （μmol/L）	< 1.2(20)	1.2-1.9(20-32)	2.0-5.9(33.101)	6.0-11.9(102-204)	> 12.0(204)
Cardiovascular	MAP ≥ 70mmHg	MAP < 70mmHg	Dopamine < 5 or dobutamine (any dose)[b]	Dopamine5.1-15 or epinephrine ≤ 0.1 or norepinephrine ≤ 0.1[b]	Dopamine > 15 or epinephrine > 0.1or norepinephrine ≥ 0.1[b]
Central nervous system					
Glasgow Coma Scale score[c]	15	13-14	10-12	6-9	< 6
Renal					
Creatinine, mg/dL(μmol/L)	< 1.2(110)	1.2-1.9(110-170)	2.0-3.4(171-299)	3.5-4.9(300-440)	> 5.0(440)
Urine output, mL/d				< 500	< 200

Abbreviations:
Fio$_2$ fraction of inspired oxygen;
MAP, mean arterial pressure;
Pao$_2$, partial pressure of oxygen.
[a] Adapted from Vincent et al.

[b] Catecholamine doses are given as μg/kg/min for at least 1 hour.
[c] Glasgow Coma Scale scores range from 3-15; higher score indicates better neurological function.

4.敗血性休克定義：

因嚴重的循環、器官和細胞代謝異常，增加病人死亡率。

Clinical Criteria ：

● 低血壓：MAP（mean arterial pressure）< 65 mm Hg

● 經足夠輸液後，仍需使用升壓劑（vasopressor therapy）

● 高乳酸血症：hyperlactatemia（>2 mmol/L [18 mg/dL]）

五、基本訓練設備

安妮、病人家屬、護理師、點滴、針頭。

參考資料

1. Singer M, Deutschman CS, Seymour CW, et al. The Third International Consensus Definitions for Sepsis and Septic Shock（Sepsis-3）. *JAMA. 2016 Feb 23;315*（8）: 801-10.

2. ManuShankar-Hari, GaryS.Phillips, MitchellL.Levy, et al. *JAMA. 2016 Feb 23;315*（8）: 775-87.

3. Levy MM, Evans LE, Rhodes A. The Surviving Sepsis Campaign Bundle: 2018 Update. *Crit Care Med. 2018 Jun;46*（6）: 997-1000.

重點筆試測驗題（前測考題）（選擇 4 選 1）

（ 3 ）1.全身性發炎反應（systemic inflammatory response syndrome）項目，下列何者爲非？

　　1.體溫 > 38C或 < 36C

　　2.心搏速率 > 90/min

3.呼吸速率 > 25/min

4.白血球數目 > 102,000 /μL 或 < 4,000 /μL

(4) 2. 下列何者是crystalloid solution？

1. Albumin

2. Hydroxyethyl starch（HES）solutions

3. Gelatin solutions

4. Sodium chloride（saline）

(1) 3. 下列何者不是qSOFA（Quick SOFA）criteria？

1.白血球數目 > 10000 /μL

2. Respiratory rate > 22/min

3. Altered mentation

4. Systolic blood pressure < 100 mm Hg

(4) 4. 下列何者是fluids resuscitation建議方式？

1. Albumin infusion

2. Hydroxyethyl starch（HES）solutions 1000 ml

3. 15 mL/kg of glucose solution

4. 30 mL/kg of crystalloid fluid

(3) 5. 中央靜脈導管置入時，下列何種血管不建議置入？

1.左頸靜脈

2.右頸靜脈

3.右股靜脈

4.左鎖骨下靜脈

9-2 情境設置

告示牌

第____4____站

敗血症照護

場景配置圖

1.測驗站門口讀題區。

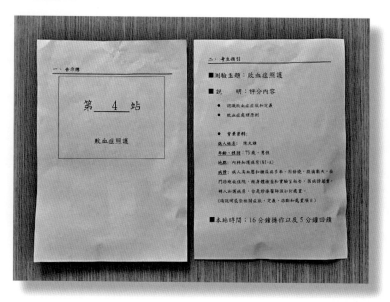

2.考官觀察區及測驗後回饋區。

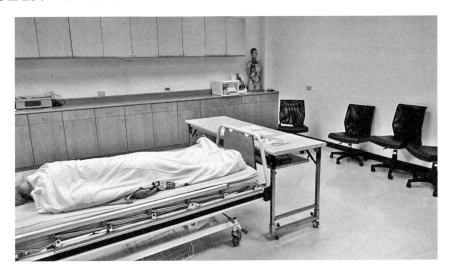

9-3　教案指引

一、考生指引

■測驗主題：敗血症照護

■說　　明：評分內容

　● 認識敗血症症狀和定義

　● 敗血症處理原則

■背景資料：

　病人姓名：陳大雄

　年齡、性別：75歲、男性

　地點：內科加護病房（MI-A）

　病情：病人高血壓和糖尿病多年。因發燒，腹痛數天，經由門診收
　　　　　住院，因病情嚴重（低血壓），需轉入加護病房，你是診療

醫師該如何處置。

（請說明可能的感染相關症狀、定義、診斷和處置項目）

■ 本站時間：16分鐘操作以及5分鐘回饋

相關檢查報告

（放置於診間桌面上）

生命徵象：體溫：38.5℃ 心跳：95/min 呼吸：22/min 血壓：80/50 mmHg SpO$_2$ 100%
神經學檢查：意識清楚
頭頸部：正常，頸部柔軟不僵硬，沒有淋巴結
口腔咽喉：有些蛀牙，沒有白色斑點
胸部：呼吸時胸部正常起伏，呼吸音正常
心臟：規律心跳，沒有雜音
腹部：肝脾臟：沒有腫大，視診：正常，聽診：腸音正常，觸診：右上腹壓痛
肛門：正常
皮膚：外觀正常，沒有紅疹瘀青或斑點

血液檢查

項 目 名 稱	結果值	單位	參考值範圍		
Hemoglobin	10.9	g/dL	13.0	—	18.0
WBC	18.30	10³/uL	4.00	—	10.00
WBC-DC					
Neut	78.0	%	55.0	—	75.0
Eosin	1.0	%	0.0	—	5.0
Baso	0.2	%	0.0	—	1.0
Monocyte	8.5	%	0.0	—	10.0
Lymphocyte	12.3	%	20.0	—	40.0
Platelet	206	10³/uL	140	—	450
AST（GOT）	51	IU/L	15	—	41
ALT（GPT）	61	IU/L	14	—	40
BUN	18.0	mg/dL	8	—	20
Creatinine	0.90	mg/dL	0.4	—	1.2

Potassium	4.70	mEq/L	3.5	—	5.1
Sodium	139.0	mEq/L	136	—	144
CRP	15.30	mg/dL	0	—	0.79
Lactate	24.3	mg/dL	4.5	—	19.8

U/A：RBC：0/HPF　WBC：2/HPF　Epithial：0/HPF
CXR： no active lung lesions

Blood culture： Gram negative bacilli

Abd echogram（or CT） ： liver abscess, 8 cm

二、考官指引

■測驗主題：敗血症照護

■病情摘要：病人高血壓和糖尿病多年。因發燒，腹痛數天，經由門
　　　　　　診收住院，因病情嚴重（低血壓），需轉入加護病房，
　　　　　　你是診療醫師該如何處置。

■評分重點提示

　1. 本考試目的在於為住院醫師臨床能力之最低標準把關，不在於鑑
　　　別優劣。

　2. 本題預期一般學生之平均表現為＿＿＿＿＿。（可由專家共識決定）

　3. 請詳讀checklist項目、評分說明。

■本站時間：16分鐘

■評分說明：

　1. 基本病史詢問（發燒腹痛咳嗽等相關症狀）

　　◆ 完全做到：發燒腹痛咳嗽等相關症狀

　　◆ 部分做到：只問一項（發燒腹痛咳嗽）

◆ 沒有做到：沒有問

2. 腹痛身體檢查

　　◆ 完全做到：視聽觸敲診

　　◆ 部分做到：視聽觸敲診兩種

　　◆ 沒有做到：視聽觸敲診一種以下

3. 血液生化檢查（Hb/Ht, WBC/DC,CRP/procalcitonin, blood culture）

　　◆ 完全做到：三項以上

　　◆ 部分做到：只做兩項

　　◆ 沒有做到：只做一項以下

4. 尿液檢查，胸部 X光

　　◆ 完全做到：兩項

　　◆ 部分做到：只做一項

　　◆ 沒有做到：沒做

5. 腹部影像學（X光，超音波或CT）

　　◆ 完全做到：有

　　◆ 部分做到：NA

　　◆ 沒有做到：沒有

6. 應用何種點滴輸液（albumin or Crystalloids，不可用hydroxyethyl starches）

　　◆ 完全做到：三項皆知

　　◆ 部分做到：只知兩項

　　◆ 沒有做到：只做一項以下

7. 抗生素治療，引流（echo or CT guided drainage/ aspiration）或外科治療

◆ 完全做到：兩項

◆ 部分做到：N/A

◆ 沒有做到：沒有

8. 知道 SIRS, Sepsis, SOFA 定義

◆ 完全做到：兩項皆知

◆ 部分做到：一項回答不完全

◆ 沒有做到：兩項回答不完全

9. 知道 Early Goal-Directed Therapy（EGDT）目標

◆ 完全做到：三項以上

◆ 部分做到：兩項

◆ 沒有做到：一項以下

10. 強心劑升壓藥方式

◆ 完全做到：兩項

◆ 部分做到：一項

◆ 沒有做到：不知

11. 是否使用類固醇

◆ 完全做到：知道何時可使用

◆ 部分做到：NA

◆ 沒有做到：不知

12. 是否使用血液製劑

◆ 完全做到：知道何時輸血

◆ 部分做到：NA

◆ 沒有做到：不知

13. 血糖（糖尿病）控制

◆ 完全做到：正確數值範圍

◆ 部分做到： N/A

◆ 沒有做到：錯誤數值範圍

14.飲食營養控制

◆ 完全做到：有說明

◆ 部分做到： N/A

◆ 沒有做到：沒有說明

15.解釋病情

◆ 完全做到：有說明

◆ 部分做到： N/A

◆ 沒有做到：沒有說明

相關檢查報告

（放置於診間桌面上）

生命徵象：體溫：38.5℃ 心跳：95/min 呼吸：22/min 血壓：80/50 mmHg SpO$_2$ 100%

神經學檢查：意識清楚

頭頸部：正常，頸部柔軟不僵硬，沒有淋巴結

口腔咽喉：有些蛀牙，沒有白色斑點

胸部：呼吸時胸部正常起伏，呼吸音正常

心臟：規律心跳，沒有雜音

腹部：肝脾臟：沒有腫大，視診：正常，聽診：腸音正常，觸診：右上腹壓痛

肛門：正常

皮膚：外觀正常，沒有紅疹瘀青或斑點

血液檢查：

項目名稱	結果值	單位	參考值範圍	
Hemoglobin	10.9	g/dL	13.0 —	18.0
WBC	18.30	10^3/uL	4.00 —	10.00
WBC-DC				
Neut	78.0	%	55.0 —	75.0

Eosin	1.0	%	0.0	—	5.0
Baso	0.2	%	0.0	—	1.0
Monocyte	8.5	%	0.0	—	10.0
Lymphocyte	12.3	%	20.0	—	40.0
Platelet	206	10^3/uL	140	—	450
AST（GOT）	51	IU/L	15	—	41
ALT（GPT）	61	IU/L	14	—	40
BUN	18.0	mg/dL	8	—	20
Creatinine	0.90	mg/dL	0.4	—	1.2
Potassium	4.70	mEq/L	3.5	—	5.1
Sodium	139.0	mEq/L	136	—	144
CRP	15.30	mg/dL	0	—	0.79
Lactate	24.3	mg/dL	4.5	—	19.8

U/A：RBC：0/HPF　　WBC：2/HPF　　Epithial：0/HPF
CXR：no active lung lesions
Blood culture： Gram negative bacilli
Abd echogram（or CT）：liver abscess, 8 cm

三、Pre-ICU Training OSCE 敗血症照護（劇本）

■地　　點：內科加護病房

■事　　件：病人高血壓和糖尿病多年。因發燒，腹痛數天，經由門
　　　　　診收住院，因病情嚴重（低血壓），需轉入加護病房，
　　　　　你是診療醫師該如何處置。

■病史詢問：

1. 主要臨床症狀：發燒，腹痛數天

2. 現在病史：最近發燒約38度多、腹痛數天、沒有拉肚子、沒有
　呼吸道症狀（咳嗽、喉嚨痛、流鼻水）、沒有泌尿道症狀（小便
　痛、頻尿）、沒有關節痛或紅疹、疲倦倦怠、頭暈無力。有看過
　診所，說是小感冒，吃過藥，但症狀沒什麼改善。

3. 過去病史：高血壓和糖尿病多年，沒有吃藥控制。沒有開刀病史。沒有過敏病史。

4. 家族史：父母健在，家族裡沒有特別或遺傳疾病，自己未婚，單獨一個人住。

5. 個人史：高職畢業，平常每天抽半包菸約十幾年，下班常和朋友聚聚喝些小酒，不吃檳榔。

6. 藥物史：沒有特別藥物或禁藥史，偶爾吃感冒藥。

7. 旅遊史：最近沒有出國或到任何地方遊玩。

8. 運動與健康習慣：平常很少運動，很少看醫生，沒有吃保健食品。

9. 其他無在劇本內一律回答沒有、不知道、忘記了。

時間 & 演員劇本

1. 護理師在現場（內科加護病房），發現病人vital sign（BT：38.5℃，HR：95/min，RR：22/min，BP：80/50 mmHg，SpO_2 100%）。

2. 醫師到達內科加護病房，護理師同時在旁協助。

3. 醫師可以詢問病史，病患依照病史資料回答。若不包含在基本資料中則回答：「不知道」或是「不清楚」。

4. 醫師可以進行身體檢查，病患依照病史資料回答。（主要是右上腹壓痛）。

5. 醫師可以向病患或家屬說明病情，初步鑑別診斷是什麼，將如何安排進一步檢查和治療。

6. 醫師可以詢問抽血結果或是進行抽血，依照醫師要求，提供結果。沒有要求時則不予提供。

7. 醫師同時告知護理師應給何種點輸液（劑量、使用方式）。

8. 醫師考慮使用中央靜脈導管，並向病患或家屬解釋。

9. 醫師可以安排超音波或CT，提供結果（liver abscess, 8 cm），說明下一步處置（echo or CT guided drainage/ aspiration or surgery……），並向病患或家屬解釋。

10. 醫師說明需要抗生素治療。

11. 醫師說明 SIRS/Sepsis/SOFA 定義，Early Goal-Directed Therapy（EGDT）目標。

12. 醫師說明是否使用強心劑升壓藥，是否使用類固醇，是否使用血液製劑。

13. 醫師說明血糖（糖尿病）控制，飲食營養控制。

14. 醫師說明可能 mortality、morbidity和prognosis。

9-4　評分設計

評分表

■測驗項目：敗血症照護

■測驗時間：16分鐘

■測驗考生：＿＿＿＿＿＿＿　　准考證編號：＿＿＿＿＿＿＿

評分項目：	評量考生		
	2	1	0
操作技能技術表現	完全做到	部分做到	沒有做到	註解
1. 基本病史詢問（發燒腹痛咳嗽等相關症狀）				
2. 腹痛焦點式身體檢查				
3. 血液生化檢查（WBC, CRP, blood culture, lactate）				

評分項目：	評量考生 2	1	0	
操作技能技術表現	完全做到	部分做到	沒有做到	註解
4. 尿液檢查胸部 X 光				
5. 腹部影像學（X 光，超音波或 CT）				
6. 應用何種點滴輸液				
7. 抗生素治療，導管引流或外科治療				
8. 知道 SIRS, Sepsis, SOFA 定義				
9. 知道 Early Goal-Directed Therapy（EGDT）目標				
10. 是否使用強心劑升壓藥				
11. 是否使用類固醇				
12. 是否使用血液製劑				
13. 血糖（糖尿病）控制				
14. 飲食營養控制				
15. 解釋病情				

滿分：___分，建議之 Angoff 及格標準：_____分（10-15 位專家之平均）

您認為考生整體表現如何：

整體表現	說明	優秀 5分	良好 4分	及格 3分	及格邊緣 2分	不及格 1分	註解
	評分						

評分考官簽名：_____

9-5　教學經驗分享

　　第一年內科住院醫師經過一整年病房照護的淬鍊，多少都具有處理各種臨床感染症（甚至敗血症）的經驗，也具有一般解釋病情的能力。但有些學員們對於敗血症和其他臨床症狀或疾病不會更進一步地去鑑別診斷，這是需要再學習的。我們給予組合式照護訓練之後，學員們在面對敗血症病人時的臨床處置會有很大的進步。學員們的共同弱點是在解釋病情的部分，大家偶爾還會說出專業醫學名詞，應該要用病人或家屬能理解的言語才是。此外解釋病情時，應簡明扼要，並讓病人或家屬明瞭可能的預後或併發症。

Chapter **10**

ICU 醫療爭議與醫病溝通

馬偕醫院臨床技能中心主任：林慶忠醫師

前言

　　良好的醫病關係必須讓病人信任與支持醫生的診療與判斷能力，另一方面醫生也要能夠傾聽病人們的意見且用心看診，兩者兼備才能夠形成。目前的年輕醫師在校皆有受過醫學倫理教育，舉凡行善、誠信、自主、不傷害、保密以及公義原則皆耳熟能詳。進入臨床實習之前，學校也都會有加袍儀式來提醒醫學生們應有的責任與義務，但是臨床醫療的溝通技巧是必須不斷的練習才能夠提升其能力。

　　醫糾的原因包括醫生可能會因為學識豐富、主觀意識強烈而輕忽了病患之感受；當醫病有不同之想法時，醫生有時會直接自己做治療上的決定，卻忽略了病患心理與生理的需求，進而引發爭議；然而這些問題的產生，大多是醫病彼此溝通不良所造成。一般而言，家屬對於病人入住加護病房，會有明顯的不安及焦慮；另一方面，加護病房也是年輕住院醫師開始學習重症醫療倍感壓力的地方，為了讓住院醫師在有保護的環境下，來體驗發生醫療爭議時的處理流程與方式，所以開發了這個教案，期望學員們在學習之後，都能夠感受到醫病溝通的重要性，並在日後臨床服務時能身體力行。

教案題目：置放中央靜脈導管（CVP）時，發生導絲誤置之併發症

教案對象：□新制PGY2　　■住院醫師R1升R2　　□住院醫師R2升R3

教案類型：■病人照護　　■專業知識　　■人際關係及溝通技巧

　　　　　　■專業素養　　■制度下之臨床工作　　■從工作中學習及成長

10-1　教學目標

一、訓練目的及目標

　　具備處理ICU醫療爭議之基本能力，並了解醫療糾紛的常見原因與法律責任以及醫學倫理的4大原則。

二、教學重點

1. 醫療糾紛的定義。
2. 醫療糾紛發生的原因。
3. 醫療糾紛的法律責任。
4. 如何面對醫療糾紛。
5. 醫學倫理四大原則。

三、問題與討論

1. 請以近幾年來熱烈討論的醫療糾紛話題為例，舉例說出您的看法及建議？

　（例如在加護病房，因插管太久（困難插管）導致病患成為植物人時所產生的爭議……）

2. 萬一您在ICU發生醫療錯誤時，該不該誠實告知？

◆ 何時告知？

◆ 由誰告知？

◆ 說些什麼？

◆ 要不要道歉？

四、教材資源重點整理

ICU醫療爭議與醫病溝通.pptx（課前參考資料）重要內容摘錄：

目前世界各國的醫師皆同樣面臨「醫療糾紛事故有大幅增加」的相同苦惱，且醫療糾紛發生後所造成的影響既深且遠，包括漫長而未知的訴訟以及心理、行爲上的畏縮與消極。

醫療糾紛的定義：

1. 廣義的醫療糾紛：泛指醫療過程中所有醫病雙方的不和諧。

2. 狹義的醫療糾紛：係指病患或其家屬親友對醫療結果不滿意，而追究醫護人員是否有過失的責任。

醫療糾紛發生的原因：

所有的醫療糾紛案件中，病人死亡的情形占最大的比率（46%），其次爲醫療過程所引起的不良反應（19%），如手術感染、併發症與藥物過敏等，還有對醫療過程或結果不滿意（12%），另外約有（20%~30%）的醫療糾紛案件，病人沒有任何傷害。

過失的定義

1. 非故意，應注意，能注意，而不注意。

2. 發生傷害或死亡之結果。

3. 過失與結果有無因果關係。

醫療錯誤發生時病人想知道什麼？

1. 錯誤發生時立刻被告知。

2. 發生了什麼事？

3. 對於健康的影響？

4. 爲什麼發生？

5. 錯誤如何補救？

6. 如何避免錯誤再發生？

醫療糾紛處理之關鍵因素

1. 了解根本原因，於關鍵時刻迅速通報及處理。

2. 統一口徑，快速決定處理原則。

3. 應將病患及家屬，帶離糾紛現場。

4. 態度宜大事化小，小事化無。

5. 處理醫療糾紛，宜求妥協來圓滿解決。

6. 講求溝通協調，熟悉媒體應對技巧。

病家遇到醫療糾紛時的訴求

1. 精神層面：(1)道歉　(2)致祭　(3)檢討改進具體方案

2. 實質層面：(1)金錢補償　(2)訴訟解決

如何面對醫療糾紛？

1. 馬上連絡醫糾處理部門。

2. 同時需注意整理病歷。

3. 配合了解醫糾原因及家屬訴求。

4. 放下身段，眞心誠意向患者及家屬表達關懷、關心病情、釋出誠意。

5. 配合醫糾處理部門及法律顧問介入處理。

醫學倫理四大原則

1. 自主原則：尊重當事人或其家屬的自主性，以「知情同意」
   （Informed-consent）為基礎，達到誠實、守密與知情同意。

2. 公正原則：基於正義與公道，公平合理的來對待病人。

   ⑴尊重病人的權利。

   ⑵尊重道德允許的法律。

   ⑶公平分配不足的資源

3. 勿害原則：不傷害到病人的身心靈，若不能則兩害相權取其輕。

   ⑴醫師必須有足夠的臨床知識與技術。

   ⑵不得給病人過度或不足的治療。

   ⑶治療過程中，不再增加病人的傷害。

4. 行善原則：關心並致力於提升病患的福址。

預防醫療糾紛之具體作為

1. 依常規正確執行醫護工作程序。

2. 加強教育訓練，提升醫護品質。

3. 加強醫護人員之溝通技巧及人際關係。

4. 加強醫護人員之協調合作訓練。

5. 建立早期警訊之偵察、提醒及回報機制。

6. 決策高層對醫療糾紛管理之全力支持與承諾。

負責任的醫院

1. 平常即依醫療常規執行醫療照顧。

2. 一旦發生醫療爭議，誠實是最好的政策。

3. 把握第一時間溝通。

4. 盡速釐清並說明事實，由主治醫師親自說明，不要推給社工或行
   政人員。

5. 如果醫療爭議確實是院方醫療疏失所造成,則應:檢討流程、詳盡說明、誠懇道歉、及時補償。

五、基本訓練設備

安妮,Endo,呼吸器,諮詢室。

參考資料

1. Khasawneh FA, Smalligan RD. Case Report: Guidewire-Related Complications during Central Venous Catheter Placement: A Case Report and Review of the Literature. *Case Rep Crit Care. 2011*; PMCID: PMC4010052

2. Gallagher TH, Waterman AD, Ebers AG, et al. Patients' and physicians' attitudes regarding the disclosure of medical errors. *JAMA. 2003 Feb 26*;289(8):1001-7.

重點筆試測驗題(前測考題)(選擇 4 選 1)

(3) 1. 下列何者不是常見的醫療糾紛形成的原因?

　　1.手術感染、併發症。

　　2.藥物過敏。

　　3.異物存留體內。

　　4.對醫療過程或結果不滿意。

(4) 2. 醫療錯誤發生時病人想知道什麼,下列何者為非?

　　1.錯誤發生時立刻被告知。

　　2.對於健康的影響?

3.錯誤如何補救？

4.可以如何賠償？

（1）3.醫療糾紛的積極處理要點，下列何者爲非？

1.馬上直接由院長室專責人員接手。

2.迅速掌握眞相、完整搜集資訊。

3.統一發言口徑。

4.當事人應迅速向上呈報，掌握處理先機。

（4）4.醫療人員應如何處理醫療糾紛？下列何者爲非？

1.醫療糾紛發生時應誠實面對病人。

2.把握第一時間溝通。

3.盡速釐清糾紛事件，並說明事實。

4.針對疏失部分，應由長官來向病人或其家屬致歉。

（1）5.知情同意爲醫學倫理四大原則中的哪一個？

1.自主原則。

2.公正原則。

3.勿害原則。

4.行善原則。

10-2 情境設置

告示牌

> # 第＿5＿站
>
> 您是內科 ICU R2，您剛才放置完病患左鎖骨下靜脈 CVP，在等待胸部 X-ray<u>照完之後</u>，將向病患家屬解釋病情。

場景配置圖

1.測驗站門口讀題區。

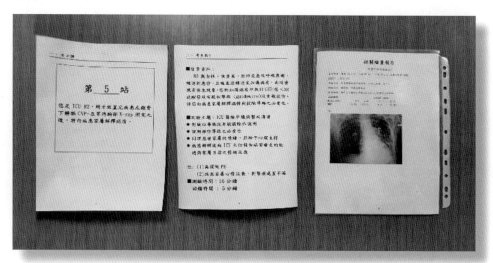

2. 80歲女性，因肺炎併發急性呼吸衰竭，被轉送至加護病房。

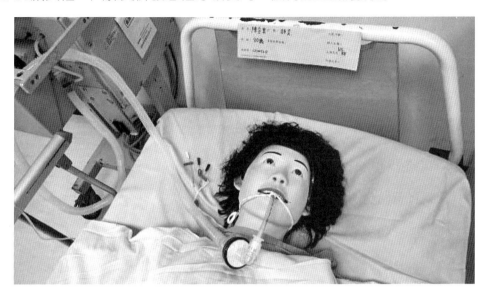

3.加護病房內設有病情諮詢室及桌椅。

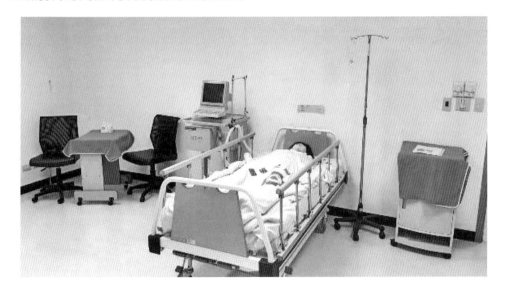

4.考官觀察區及測驗後回饋區。

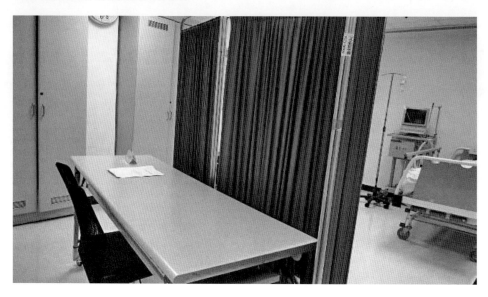

10-3　教案指引

一、考生指引

■背景資料：

　　陳查某為80歲女性，因肺炎併發急性呼吸衰竭，被轉送至加護病房時發現有休克現象。您剛才緊急執行CVP置放術後，CXR追蹤發現有疑似導絲（guidewire）沒有被拔除。請您向病患家屬解釋此病情與拔除導絲之必要性。

■測驗主題：ICU醫療爭議與醫病溝通

- 對疑似導絲沒有被拔除作說明
- 說明移除導絲之必要性
- 同理患者家屬的情緒，並給予心理支持
- 病情解釋後向原主治醫師報告病人安全發生的經過，與家屬目前之情緒反應

　　註：⑴無需做PE

　　　　⑵病患家屬心情沮喪，對醫療處置不滿

■測驗時間：16分鐘

■回饋時間 ：5分鐘

相關檢查報告

（放置於門口及診間桌面上）

生命徵象：體溫：38.5℃　心跳：95min　呼吸：20min
　　　　　血壓：90/60 mmHg E1M2VT ; SpO₂ 95%

現在病史：肺炎併發急性呼吸衰竭，住院已經第 1 天了。

過去病史：糖尿病，中風長期臥床。

個人史：不抽菸、不喝酒，無不良嗜好。不愛運動。

家族史：只有獨子健在（未婚），兩人相依為命。

血液檢查：

項 目 名 稱	結果值	單位	參考值範圍	
Hemoglobin	9.9	g/dL	13.0 —	18.0
WBC	14.30	10³/uL	4.00 —	10.00

特殊檢查：胸部X光顯示有導絲（guidewire）放置於上腔靜脈。

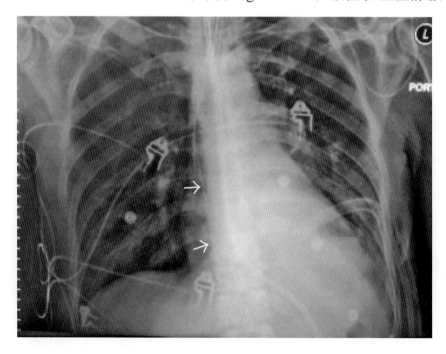

二、考官指引

測驗目的：

■病人照護　　■專業知識　　　　■人際關係及溝通技巧
■專業素養　　■制度下之臨床工作　■從工作中學習及成長

■評分重點提示

1. 本考試目的在於為R1進入ICU前，面對醫療爭議時的臨床處置與溝通之基本能力來把關，不在於鑑別優劣。

2. 請掌握本題之測驗目的為回饋型教案。

3. 本題之關鍵評核項目（Critical Decision point）為評核項目＿＿，請特別留意、把關。

4. 本題預期一般住院醫師之平均表現為＿＿分。

5. 請詳讀checklist項目、評分說明。

■測驗場景：內科加護病房。

■病人基本資料：陳查某，80歲女性，肺炎併發急性呼吸衰竭及休克，當值R2醫師緊急執行中央靜脈導管置入後，CXR發現未將導絲（guidewire）移除。

■病情摘要

一、**個案情境與主訴**（考生扮演ICU R2當值醫師，已經事先知道病人的臨床狀況）

陳查某80歲女性，肺炎併發急性呼吸衰竭及休克，R2醫師執行中央靜脈導管置入後，未將導絲（guidewire）移除，如今評估需將導絲（guidewire）移除後，才能進行後續治療。

二、**此次會談目的**

    1. 對疑似導絲沒有被拔除作說明

    2. 說明移除導絲之必要性

    3. 同理患者家屬的情緒，並給予心理支持

    4. 病情解釋後向原主治醫師報告病人安全發生的經過，與家屬目前之情緒反應

三、**病人家屬的態度及情緒**：家屬對於病人入住加護病房，有明顯的不安及焦慮。如今又發生未將導絲（guidewire）移除之醫療疏失，病患家屬的心情轉向指責醫師與醫院之處置不當。

四、**病患家屬成長歷程**：病患兒子王基石，年約55歲。高職畢業後，就開始從事公職，到現在約30年了。

■道具及器材：病患設有點滴高掛在點滴架上，有使用呼吸器以及周邊有病情諮詢室及桌椅。

■演出時間：16 分鐘

■回饋時間：5 分鐘

相關檢查報告

    （放置於門口及診間桌面上）

生命徵象：體溫：38.5 ℃ 心跳：95 min 呼吸：20 min
             血壓：90/60 mmHg E1M2VT；SpO_2 95%

現在病史：肺炎併發急性呼吸衰竭，住院已經 1 天了。

過去病史：糖尿病，中風長期臥床。

個人史：不抽菸、不喝酒，無不良嗜好。不愛運動。

家族史：只有獨子健在（未婚），兩人相依為命。

血液檢查

項 目 名 稱	結果值	單位	參考值範圍	
Hemoglobin	9.9	g/dL	13.0	－ 18.0
WBC	14.30	10^3/uL	4.00	－ 10.00

特殊檢查：胸部 X 光顯示有導絲（guidewire）放置於上腔靜脈。

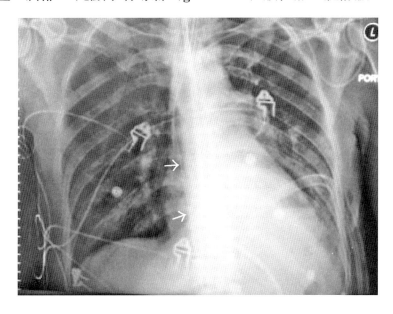

三、SP 指引（劇本）

標準化病人指引：80歲女性病患陳查某是您的母親，因肺炎併發急性呼吸衰竭及休克入住加護病房。加護病房住院醫師緊急執行中央靜脈導管置入後，發現未將導絲（guidewire）移除體外，如今評估需緊急將導絲（guidewire）移除以避免併發症，現在住院醫師即將向您解釋患者之病情。

考題說明

■測驗主題：內科加護病房醫療爭議與醫病溝通

■演出任務：測驗考生病情解釋及醫病溝通與爭議之處理

■情　　境：您在內科加護病房內病床旁探視您的母親，您知道母親有呼吸衰竭以及使用呼吸器，您想詢問母親入住加護病房一天後的病情。加護病房的住院醫師也將向您解釋您母親目前的醫療情況。當您聽到母親有意外狀況時會感到極度焦慮不安（情緒指數score 8/10），當您發覺住院醫師與您的溝通不良時，您會生氣，且心情會轉向指責醫師與醫院之處置不當（情緒指數score 9/10）。

■人力和道具：55歲男性SP 1名。病患設有點滴高掛在點滴架上，有使用呼吸器以及周邊有病情諮詢室及桌椅。

■演出時間：16 分鐘

■回饋時間：5 分鐘

回應考生原則

被動接受詢問，若考生以開放式問句，可多回答訊息。

劇情摘要

一、臨床資料

1. 病患家屬基本資料：王基石，約55歲。男性，未婚，公職人員。

2. 個案情境與主訴（由標準病人主動告知）

考生扮演住院醫師（已經事先知道病人病情），陳查某80歲女性，肺炎併發急性呼吸衰竭及休克，住院醫師執行中央靜脈導管置入後，未將導絲（guidewire）移除，如今評估需將導絲

（guidewire）緊急移除。住院醫師將向您解釋您母親的病情與將導絲（guidewire）移除之必要性。

二、**此次會談目的**

　　住院醫師將向您解釋您母親的病情與導絲（guidewire）移除之必要性。

三、**病人態度及情緒：**情緒與爭議強度8-9分。此病患家屬常上網，會錄音，會提出不同看法。病患家屬個性比較焦慮不安，如今又發生未將導絲（guidewire）移除之醫療疏失，此時心情轉向指責醫師與醫院之處置不當。

四、**現在病史：**母親肺炎併發急性呼吸衰竭，住院已經1天了。

五、**病人過去病史：**糖尿病，中風長期臥床。

六、**母親個人史：**不抽菸、不喝酒，無不良嗜好。不愛運動。

七、**病患家屬成長歷程：**您高職畢業後，就開始從事公職，到現在約30年了。

八、**家族史：**只剩母親在。自己為獨子，兩人相依為命。

劇本對白例句

病歷架構	醫師對 SP 的問題	SP 的回應
自我介紹與確認病患家屬（關係建立）	這位大哥您好，我是（　　）醫師請問要如何稱呼您呢？ 王大哥您好，請問您家裡有幾個兄弟姊妹呢？	（　　）醫師您好，我叫王基石，這是我媽媽。 家裡就剩我和媽媽兩個人而已。
（切入主題）	王大哥，不知道您是否了解您母親的目前狀況。	昨天來急診說有肺炎就被送來加護病房了，現在有沒有比較好一點？
	我要跟您說明您母親現在的狀況，以及病情有點變化。	發生了什麼事？
	是有關先前我們幫您母親置放中央靜脈導管時，發生了未將導絲（guidewire）移除的醫療疏失。	怎麼會這樣呢？
	請住院醫師解釋。	什麼是導絲未移除？ 怎麼會發生這種事？
	請住院醫師解釋。	這個對於媽媽的健康有什麼影響？
表達歉意或遺憾發生了未將導絲（guidewire）移除之醫療疏失	您的心情，我們可以理解。發生這樣的醫療疏失，我們跟你一樣感到非常難過。	我媽已經在加護病房，呼吸都有問題，快沒命了，接下來你要怎麼處理呢？
	我可以理解您的想法，我們醫療團隊的成員一定會盡全力照顧您母親。至於為什麼會發生未將導絲（guidewire）移除之醫療疏失，我們一定會盡快查明，並且盡全力來預防同樣的事件再次發生。	幫我媽媽打針的醫師，是不是能力有問題，不然怎麼會出這種錯呢？ 叫他出來跟我說，我媽怎麼會這麼倒楣呢？碰上這種實習醫師。
說明導絲（guidewire）移除之必要性與可能風險	針對為何發生未將導絲（guidewire）移除做初步說明。	那你們現在要怎麼辦？ 錯誤要如何補救？
	說明導絲（guidewire）移除之必要性與可能風險。	一定要請放射線科醫師幫忙夾嗎？ 就沒有其他比較快的方法了嗎？
	請住院醫師解釋。	我好怕等一下又出了什麼狀況？ 會不會麻醉下去又出了其他問題？
	我知道你一定會很擔心導絲移除的可能風險，我很抱歉造成這種情況，也會擔心任何侵入性治療都可能會有一定的風險。 不過我保證會請最好的、最有經驗的醫師團隊來照顧您母親來解決這個問題，讓您母親可以安全度過難關。	如何避免錯誤再發生？ 這一次你一定要給我打包票，沒事才可以，不然大家法院見！

10-4　評分設計

評分表

■測驗項目：80歲女性，因置放CVP後，未將導絲（guidewire）拔除，病患家屬很難過、很生氣

■ICU醫療爭議與醫病溝通　　■測驗時間：16分鐘；回饋時間：5分鐘

■測驗考生：＿＿＿＿＿＿＿＿　　　　　考生編號：＿＿＿＿＿＿＿＿

ACGME 考核項目	考核內容及配分比率	評分					
		5	4	3	2	1	N/A
醫師富有愛心、關懷和同理心來照顧病患	1. 同理心(傾聽家屬談話，不打斷家屬說話)；(提供家屬適當的心理支持)；(對擔心再次發生其他併發症，給予心理支持) 15%						
醫師可以適時且有效地處理病患健康問題	2. 醫療面談技巧：語言（使用家屬聽得懂的語言、適當肢體語言表達，病情解釋時講話速度不會太快）對於健康的影響？訂定與執行病人治療計畫：說明移除導絲 guidewire 之必要性與可能風險 15%						
醫師能表現出溝通技巧來達成與家屬有效的資訊交換	3. 關係建立：與病人建立個人連結：切入主題：針對為何發生導絲（guidewire）未被移除做初步說明 15%						
	4. 回應病人家屬發出的不滿：表達出同理心核對：表達想要與病人一同努力增進健康 15%						
醫師能尊重病人，割捨私利，回應對病人與社會需求的責任（誠實）	5. 錯誤發生時立刻被告知表達歉意或遺憾發生了導絲（guidewire）未被移除之醫療疏失 20%						
醫師能有效地整合所有資源，以提供最適當的醫療照護	6. 錯誤如何補救？有及時打電話會診放射科或相關部門來協助 10%						
醫師能夠自我評估及檢討其病人照護之執行狀況	7. 向主治醫師報告病安發生的經過與家屬目前之情緒反應 10%						

整體表現	說明	優秀 5分	良好 4分	及格 3分	及格邊緣 2分	不及格 1分	註解
	評分						

評分考官簽名：_____

Rubric 評分細項：Liker Scale	5	4	3	2	1
1. 同理心：15% 　a. 傾聽家屬談話 　b. 不打斷家屬說話 　c. 提供家屬適當的心理支持 　d. 對擔心再次發生其他併發症，給予 　　心理支持	4項	3項	2項	1項	0項
2. 醫療面談技巧：15% 　a. 使用家屬聽得懂的語言 　b. 適當肢體語言表達及好的面談地點 　c. 病情解釋時講話速度不會太快 　d. 訂定與執行病人治療計畫 　e. 說明移除導絲之必要性與可能風險	5項	4項	3項	2項	1項
3. 關係建立與切入主題：15% 　與病人建立個人連結 　a. 只簡單稱呼 　b. 有進一步互動：針對為何發生導絲 　　未被移除做初步說明 　c. 主動告知真相 　d. 說明詳細 　e. 態度和善有禮	5項	4項	3項	2項	1項
4. 回應病人家屬發出的不滿：15% 　a. 放下身段 　b. 真心誠意向家屬表達關懷 　c. 關心病患病情並釋出誠意 　d. 表達想要與病人一同努力增進健康 　e. 說明可以找尋院內其他資源來增進 　　病人健康	5項	4項	3項	2項	1項
5. 錯誤發生時立刻被告知：20% 　表達歉意或遺憾發生了導絲未被移除 　之醫療疏失	主動道歉態度非常有禮貌	主動道歉態度和善	有道歉態度中立	勉強道歉態度強硬	不道歉或故意忽視
6. 錯誤如何補救？10% 　有及時打電話會診放射科或相關部門 　來協助	主動求助態度非常有禮貌	主動求助態度和善	有求助態度中立	勉強求助態度強硬	不求助或故意忽視
7. 向主治醫師報告病安發生的經過與家 　屬目前之情緒反應 10%	用 SBAR 模式來報告簡潔正確	用 SBAR 模式做重點報告	有做重點回報	回報過於簡單有點忽視	未報告

SBAR method: situation, background, assessment, recommendation

10-5　教學經驗分享

　　R1內科住院醫師當面對此一醫療爭議的場景時，有的學員在考站外會先想一下會談的流程，有的人則是恐慌到不知所措，只想到需隨機應變，但是場景往往出乎他們的意料之外！R1內科住院醫師經過了一年的淬鍊，在醫療面談技巧上，除了幾位說話習慣很快的學員讓家屬很難理解之外，都能表現的很有專業與信心，也都能傾聽病人家屬談話以及給予心理支持。比較欠缺的能力是「建立關係」，很多學員不會問會談的對象是誰？叫什麼名字？另一方面，不會選擇好的會談地點（例如病情諮詢室）也是一大敗筆。

　　當病患家屬表達不滿的時候，學員們很想表達出同理心來回應病人家屬，但是因為沒有受過相關的訓練，所以不知道「複述」的重要性。本教案的核心是要告訴學員，當醫療疏失發生時要立刻誠實告知病患，發生了什麼事？對於健康有什麼影響？為什麼發生？錯誤如何補救？如何避免錯誤再發生？有少部分的學員，沒有勇氣與信心去面對如此高張的爭議場景，但是經過了試後立即回饋與檢討，學員們都能豁然開朗，提高了面對醫療爭議的自信與勇氣。

Chapter 11

重症醫學模擬訓練工作坊執行概況與成效分析

馬偕醫院內科加護病房：劉彥佑醫師

11-1　教案分析

前言

　　本重症醫學模擬訓練工作坊的內容是由兩部分組合，第一部分是翻轉教室（flipped classroom），第二部分是模擬訓練（simulation base education）。翻轉教室的作法是由撰寫教案的老師們，提供每一教案約五十張投影片之內容，和由一位老師在五個教案中各選取十張投影片，錄製成50分鐘之powercam檔（on-line），讓住院醫師在訓練之前能主動且反覆預習。進行翻轉教室之前，會先以簡約的導言和30分鐘的筆試（know how）。在翻轉教室的30分鐘中，住院醫師們和老師互動，提出疑惑解答問題。休息片刻後進入模擬訓練（show how）。模擬訓練五個站包括呼吸器設定及困難插管，ICU急救過程之團隊合作，肺動脈導管（含PiCCO）置入及判讀，敗血症整合照護和醫療爭議與醫病溝通。之後進入30分鐘的雙向回饋（表1）。訓練的臨床能力包括病人照護、人際關係、溝通技巧、專業素養、制度下之臨床工作以及從工作中學習及成長等。從2015至2017年，共有十五位學

員，二十人次考官，二十一人次護理師及八人次標準病人參與此次模擬訓練。訓練之後給予學員有關工作坊問卷調查。比較特別的是，我們邀請一位已經完成加護病房訓練的第三年住院醫師參與全程，藉以比較經過完整訓練與沒有經過訓練的學員間的差異。

表 1　重症醫學模擬工作坊時刻表

時間	主題
30 mins	課前測驗
40 mins	翻轉教室
10 mins	休息
105 mins	重症整合模擬訓練
	場景 1　　場景 2　　場景 3　　場景 4　　場景 5
5 mins	休息
30 mins	團體討論及回饋
20 mins	課後問卷調查

及格標準設定，難易度 / 鑑別度分析

及格標準設定為筆試六十分及格，模擬操作則將學員各項得分換算成百分比，以六十分且整體表現大於三分（滿分五分）為及格。（表2A 與 2B）。

表 2A　住院醫師之課前測驗分數

R3	Scenario	R2-1	R2-2	R2-3	R2-4	R2-5	R2-6	R2-7	R2-8	R2-9	R2-10	R2-11	R2-12	R2-13	R2-14	R2-15	Mean	SD
82	1	74	58	64	68	56	74	70	72	60	64	52	40	62	92	73	71.7	11.6
92	2	57	92	65	80	61	73	57	57	69	73	69	73	85	82	66	64.1	10.2
76	3	50	73	69	57	59	52	61	59	76	64	57	79	83	55	50	62.9	10.6
90	4	80	70	86	66	83	86	90	86	87	50	70	63	87	87	77	77.8	11.6
83	5	83	68	62	67	70	74	70	80	74	67	68	67	67	63	68	69.8	5.7
84.6	Mean	68.8	72.2	69.2	67.6	65.8	71.8	69.6	70.8	73.2	63.6	63.2	64.4	76.8	71.7	65.2	68.9	3.9
84	Pre-test	72	64	68	84	84	92	76	88	84	88	88	68	88	76	80	80.0	8.8

表 2B　住院醫師之模擬訓練與分數

R3	Scenario	R2-1	R2-2	R2-3	R2-4	R2-5	R2-6	R2-7	R2-8	R2-9	R2-10	R2-11	R2-12	R2-13	R2-14	R2-15	Mean	SD
4	1	4	5	4	4	4	4	4	4	3	3	3	3	4	5	4	3.8	0.6
5	2	4	3	3	4	3	4	4	4	3	3	2	2	3	4	3	3.3	0.7
4	3	2	4	3	3	3	3	3	3	3	3	3	3	4	3	3	3.1	0.5
5	4	3	3	5	3	4	3	4	4	2	3	3	4	4	4	4	3.6	0.7
5	5	4	3	3	4	3	4	4	4	3	3	3	3	3	3	3	3.4	0.5
4.6	Mean	3.4	3.6	3.6	3.6	3.4	3.8	3.8	3.8	3.4	2.8	2.8	2.8	3.6	3.8	3.4	3.4	0.3

在場景一「呼吸器使用與脫離、插管」，模擬訓練平均得分為 71.7 ± 11.6，整體表現3.8 ± 0.6，及格率為87%。場景二「ICU急救過程之團隊合作SOP與模擬操作」，平均得分為64.1 ± 10.2，整體表現3.3 ± 0.7，及格率為73%。場景三「血行動力學之監測：肺動脈導管之置入及數據判讀」，平均得分為62.9 ± 10.6，整體表現3.1 ± 0.5，及格率為46.6%。場景四「敗血症照護」，平均得分為77.8 ± 11.6，整體表現3.6 ± 0.7，及格率為93.3%。場景五「ICU醫療爭議與醫病溝通」，平均得分為69.8 ± 5.7，整體表現3.4 ± 0.5，及格率為100%。（表2C）

表 2C　重症整合模擬訓練五場景之課前測驗平均分數，模擬訓練分數及通過率

	平均分數	模擬訓練分數	通過率
Scenario-1	71.7 ± 11.6	3.8 ± 0.6	87 %
Scenario-2	64.1 ± 10.2	3.3 ± 0.7	73 %
Scenario-3	62.9 ± 10.6	3.1 ± 0.5	46 %
Scenario-4	77.8 ± 11.6	3.6 ± 0.7	93 %
Scenario-5	69.8 ± 5.7	3.4 ± 0.5	100 %

Level of quality – excellent (5) , good (4) , average (3) , fair (2) , poor (1)

分析這五個擬真場景，我們可以發現在第一年住院醫師有經歷過

的場景（如場景四／五），其平均分數和及格率都比較高。可能有經歷過的場景（如場景一／二）則平均分數和及格率均降低。然而，在加護病房才有的設備（如場景三），學員的平均分數最低，甚至一半以上的學員成績不及格。

11-2 教案執行概況與成效

在我們重症醫學模擬工作坊中，我們使用筆試及模擬訓練來評估學員的知識與技能。筆試的內容是以翻轉教室的教材為主，可以測試出學員知識的程度（即為know how）；而模擬訓練則是以學員實地操作為主，可以測試學員是否能將知識化為行動（即為show how）。筆試的考題由主持擬真場景的教師出題，一個場景出五題選擇題（每題四個選項），五個場景共二十五題。而教師在設計擬真場景的評分項目，也融入各筆試選項之精神，故藉由筆試與模擬實作的相互比較，我們即可得知哪些部分是學員們在筆試中答對，但在實作中卻無法表現出來。然而，我們發現，在筆試（know how）和實作（show how）相互比較後，的確是存在差異。有句諺語是這麼說的「說是一回事，做是另一回事」。在我們模擬工作坊的成果中，看到學員們普遍在筆試所得到的分數，優於實地操作所得到的分數。

除此之外，若某一觀念坐落在筆試和實作中，學員在筆試及實作中皆答對做到或答錯沒做到，我們將之定義成「符合（match）」；反之，若學員在筆試中答對而實作中沒有表現出來（或是筆試答錯但實作有表現出），我們則定義成「不符合（mismatch）」。藉由match與mismatch的現象，我們很容易就可以得到四個象限的結果（圖 1A）。在A象限中，代表筆試答對實作正確；在B象限中，代表筆試答錯實

作不正確；在C象限中，代表筆試答對實作不正確；在D象限中，代表筆試答錯實作正確。簡單地說，也就是「知」與「行」的展現。這個方法，我們將它稱為「Match-Mismatch Highlight」。每一個學員在完成筆試和模擬訓練後，在每一個場景都會有一份Match-Mismatch Highlight。除了學員可以明白自己的學習成果；在進入加護病房時，老師也可以藉由Match-Mismatch Highlight快速地了解這個學員什麼地方需要加強，而什麼地方已經很熟練了。以這位住院醫師為例（圖1B），在A象限中表示學員在觀察病患呼吸狀態，插管前確認DNR，口腔檢查（是否有活動假牙），使用甦醒球給氧及確認插管深度等在

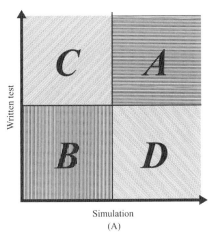
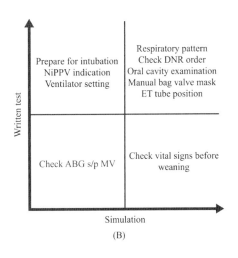

▲ 圖 1 （A）Match-Mismatch Highlight.

A：「符合」課前測驗和模擬操作都表現良好（知行合一）
B：「符合」課前測驗和模擬操作都表現不好（知行合一）
C：「不符合」課前測驗佳但模擬操作不佳（知而不行）
D：「不符合」課前測驗不佳但模擬操作佳（行而不知）
（B）此第二年住院醫師在場景1的表現
套用（A）圖的判讀，此住院醫師在觀察病患呼吸形態、確認是否有 DNR、檢查口腔是否有異物或假牙、插管前扣 mask 維持呼吸道、插管後確認氣管內管位置等表現為「知行合一」。但在病患接呼吸器後不管在筆試或操作，都沒能做到檢查動脈氣體。在準備插管事項、非侵襲性正壓呼吸器之適應症及初步呼吸器設定，此住院醫師表現為「知而不行」。最後在脫離呼吸器前要測量生命徵象則為「行而不知」。
縮寫：ET: endotracheal tube.; ABG: arterial blood gas. MV: mechanical ventilator

「知」與「行」都有達到。但在B象限代表該學員不知道也沒有做到當病患外接呼吸器時，要追蹤動脈血氧濃度。而在C象限，學員知道準備插管事項，非侵襲性正壓呼吸器使用條件及初步呼吸器設定，但在實作時卻沒有表現出來，所以老師在加護病房訓練中，就可以針對實作上多加練習。同樣地，在D象限，學員不知道在病患脫離呼吸器前要檢查生命徵象，但在實作時很自然地表現出，所以老師就可以針對D象限提供知識，讓學員不再只是靠著經驗「不知而行」。

所以，藉由Match-Mismatch Highlight的方法，學員不但可以詳細地了解自己在知與行的表現，而老師也可以快速地擬定個別化教學措施來因材施教，設計個人化教學課程（personized training program），以得到最好的效果。

除了分析個人表現外，我們也可以分析不同年度之學員在經過高擬真模擬訓練後，整體「Match」與「Mismatch」的比較（表3）。透過團體之Match-Mismatch Highlight分析，老師們可以了解今年的學員普遍熟練與缺失的部分，進行團體教學達到有效率地補強。以2015年度為例，在場景一，match的部分為警覺呼吸衰竭，脫離呼吸器參數，緊急氣管切開術之適應症，扣mask維持呼吸道；mismatch為操作呼吸器，非侵入性正壓面罩之適應症，執行氣管內管插管技術和在進行侵入性治療前有無確認DNR。場景二，match為身為領導者責任，團隊合作和正確實行ACLS；mismatch為判斷STEMI的早期心電圖表現。場景三，match為無菌技術，確認導管置入部位和分析血液動力學報告；mismatch的部分為術前洗手及檢測工具之完整性。場景四，match為感染指標和體液補充；mismatch為早期目標導向治療（early goal-directed therapy）。場景五，match為同理心的展現；mismatch為溝通技巧及處理醫療爭議步驟。

表 3　整體住院醫師在課前測驗與模擬操作的
「符合（match）」與「不符合（mismatch）」

	Match	Mismatch
Scenario 1	Awareness of respiratory failure Weaning parameter Indication of emergency tracheostomy Manual procedure of bag valve mask	Manipulate oral endotracheal tube check Do-not-resuscitate order before invasive procedure
Scenario 2	Leadership responsibility　Teamwork Validity of ACLS	Initial presentation of electrocardiogram in ST-elevation myocardial infarction
Scenario 3	Sterile skills　Analyze hemodynamic report　Implantation site	Check integrity of instrument　Wash hands before procedure
Scenario 4	Infection markers and examinations Fluid resuscitation	Early goal-directed therapy
Scenario 5	Disclosure of empathy	Communication skills　Execution of standard operating　Procedure in medical disputes

縮寫：NIPPV, noninvasive positive pressure ventilator; ACLS, advanced cardiac life support.

　　我們統計三年來共十五位住院醫師接受加護病房前訓練，在課後問卷調查，對於翻轉教室的整體滿意度為4.6。對模擬訓練的滿意度為4.5。（使用Likert scale。非常滿意(5)，滿意(4)，不確定(3)，不滿意(2)，非常不滿意(1)）。照護ICU病患之困難程度從課程前4.5降至課程後3.9（p=0.02）（使用Likert scale。非常困難(5)困難(4)，一般(3)，簡單(2)，非常簡單(1)）。對自己照護ICU病患的能力從課程前2.5提升至課程後3.1（p=0.01）（使用Likert scale。極好(5)，很好(4)，好(3)，一般(2)，不好(1)）。認為此次課程對未來工作上是否有幫助為4.7（使用Likert scale。非常同意(5)，同意(4)，無意見(3)，不同意(2)，非常不同意(1)（表4）。故顯示出住院醫師不僅對於創新重症醫學模擬訓練工作坊有著相當高之滿意度，且認為對未來在加護病房執行業務的能力有所成長。

表 4 重症醫學模擬工作坊課後回饋問卷

	訓練前	訓練後（SD）	P-value（95% CI）
對翻轉教室的滿意度 [&]		4.56 ± 0.48	
對模擬操作的滿意度 [&]		4.53 ± 0.51	
照護內科加護病房病患之困難程度 [*]	4.46	3.93	0.025
自我評估在加護病房照護病人的能力 [#]	2.53	3.13	0.019
對未來工作上是否有幫助 [$]		4.66 ± 0.48	

課後回饋問卷使用 Likert scale
[&] 滿意度－非常滿意(5)，滿意(4)，不確定(3)，不滿意(2)，非常不滿意(1)
[*] 困難度－非常困難(5)，困難(4)，一般(3)，容易(2)，非常容易(1)
[#] 能力值－傑出(5)，很好(4)，好(3)，一般(2)，不好(1)
[$] 同意程度－非常同意(5)，同意(4)，不同意也不反對(3)，不同意(2)，非常不同意(1)

　　馬偕紀念醫院執行重症醫學模擬工作坊計畫中，採取Dale's cone of Experience學習金字塔理論中角色扮演（role playing a situation）和真實經驗（simulation a real experience）設計出高擬真模擬訓練工作坊（high-fidelity simulation workshop）。而運用模擬訓練來做為臨床醫師技能的提升是目前醫學教育的趨勢；翻轉教室常使用於學校內的教學以提高師生互動與學生學習參與。馬偕醫院在住院醫師訓練計畫之加護病房前訓練採用結合模擬訓練與翻轉教室，展現學員的know how與show how的能力。此新型態的教學方式是有別於傳統大講堂授課，學員的角色不再只是枯坐臺下被動地接受老師講解的知識。傳統講堂授課雖然可以提供必要的知識，但缺少足夠的師生互動以了解個別學員學習差異及擬定個別化補強措施。由本次結合翻轉教室及模擬訓練，可提供不同於傳統講堂方式，讓住院醫師藉由主動學習和模擬演練以提升重症照護之核心能力，也提供未來改進教學的參考。

國家圖書館出版品預行編目資料

擬真教學之應用與實務／沈靜宜等著；葉宏一,
吳懿哲, 徐永偉主編. -- 初版. -- 臺北市 :
五南, 2019.07
　　面；　公分
　ISBN 978-957-763-461-0(平裝
　1.重症護理 2.重症醫學 3.職業訓練
　419.821　　　　　　　　　108009162

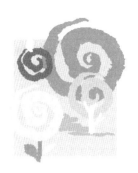

4J39

擬眞教學之應用與實務

出 版 者 ── 台灣基督長老教會馬偕醫療財團法人馬偕紀念醫院

總 校 閱 ── 劉建良

主　　編 ── 葉宏一、吳懿哲、徐永偉

作　　者 ── 沈靜宜、林慶忠、侯嘉殷、徐永偉、陳昭賢、
　　　　　　黃增裕、趙川磊、劉彥佑、蔡維德、劉家源
　　　　　　（依作者姓名筆畫排序）

執行編輯 ── 王俐文、金明芬

校　　對 ── 黃志誠

封面設計 ── 斐類設計工作室

發 行 者 ── 台灣基督長老教會馬偕醫療財團法人馬偕紀念醫院

總 經 銷 ── 五南圖書出版股份有限公司

地　　址：106台北市大安區和平東路二段339號4樓

電　　話：(02)2705-5066　　傳　　真：(02)2706-6100

網　　址：http://www.wunan.com.tw

電子郵件：wunan@wunan.com.tw

劃撥帳號：01068953

戶　　名：五南圖書出版股份有限公司

法律顧問　林勝安律師事務所　林勝安律師

出版日期　2019年7月初版一刷

定　　價　新臺幣800元